世界のエリートはなぜ瞑想をするのか

MEDITATION

WHY ELITE OF THE WORLD PRACTICE?

日本初米国チョプラセンター
認定瞑想ティーチャー
渡邊愛子
Aiko Watanabe

フォレスト出版

はじめに

こんにちは。米国チョプラセンター認定メディテーション（瞑想《めいそう》）ティーチャーの渡邊愛子です。日本初の認定ティーチャーとして２００６年から原初音《げんしょおん》瞑想講座という6時間コースを提供してきました。定員６名という少人数クラスでしたが、おかげさまでこの本を書いている時点で受講者数が１０００名を超えています。

瞑想ティーチャーになる直前までの12年間は、ＩＴ業界でいわゆるキャリアウーマンとしてバリバリ仕事をしていました。任された仕事に関して短期間で成果を挙げてどんどん昇進していき、30代前半で一部上場企業の部長としてシステム開発・導入部門のマネジメントを行っており、「出世魚」という異名がついたほど。

キャリアウーマン時代の私は、会社で提供される管理者研修以外のセミナーや講習を受けたことはなく、自己啓発の本を読んだこともありませんでした。そういったジャンルの本があることも知りませんでした。

スピリチュアルなことはもちろん、目に見えないものはまったく信じない、というようなタイプで、「瞑想」なんて聞けば「怪しい」としか思えず、そういった類《たぐい》のものには絶対に近寄らない、関わらないと決めていたくらいです。

そんな私がふとした流れで瞑想を習うことになると、数々の偶然に導かれてあっという間に瞑想ティーチャーになり、ほぼ同時に、世界中の要人やセレブリティたちから信望の厚い、心と身体《からだ》の医学と瞑想に関する世界的な第一人者を、エージェントとして日本に紹介するまでになりました。私も今ではこうした驚くべき人生の展開も、瞑想の力によるものだと実感しています。

さて、皆さんは、瞑想について、どのようなイメージをお持ちでしょうか？

誰もが知っている映画界や音楽界のトップスターたちだけではなく、ビジネス界の巨人たちや、政界のトップリーダーたち、スポーツ界のトップアスリートたちなど名だたる方たちが、瞑想を実践していることを公表しています。

企業ではグーグルがマインドフルネス瞑想のプログラムを開発して社員研修として展開していることで有名ですが、OnlineMBA.comでも、アップル、ナイキ、ヤフーなどのグローバルカンパニーが瞑想を取り入れていると発表しています。

様々な才能に秀でた「選ばれし者」であり、真のエリートである彼ら。

おそらく、とてつもないプレッシャーとストレスの渦中でも平常心を保ち、スピーディな情報収集と正確な状況把握のもと、的確な判断力、洞察力、予測力、創造力などを発揮し、重大な決断を毎秒毎秒下すことが求められていることでしょう。

超多忙なスケジュールの中で効率的に物事を処理したり、様々な対人関係において、トラブルを起こすことなくスマートに対処していかなければならないようなストレスフルな環境にいることは間違いありません。

日々瞑想をしていると、瞑想後の日常において、確かに「ストレス軽減」「疲れ知らずの身体」「集中力」「平常心」「飛躍的な効率の良さ」「直観力」「洞察力」「創造力」「直感」「良好な人間関係」など、数え切れないほどの効果を得られるという実感があります。

きっと世界のエリートたちも、瞑想によってこれらの能力が研ぎ澄まされることを体感しているからこそ、瞑想を実践しているのでしょう。超多忙な彼らが結果の伴わないことを日常の中に取り入れるとは思えません。

本書は、瞑想のことを良く知らない方や、むしろ「瞑想＝怪しい」と思っているような方に向けて書きました。

瞑想はけっして、宗教的なもの、ストイックなもの、一部の限られた人たちが行うものではありません。世界的な舞台で活躍しているトップエリートたちがこぞって実践している、最新の自己開発ツールなのです。

そして、ストレスフルな状況で仕事をしている多くのビジネスパーソンにこそ、実践してほしい最強のビジネスツールなのです。

なお、瞑想は、1日1分でも「続ける」ことで効果が倍増していきます。

そこで、これまで私の原初音瞑想講座を受講してくださった1000名を超える方々に、様々な環境や状況の中でいかに瞑想を習慣にしているのか、一緒に模索しながら検証してきた内容を10のコツにまとめました。

また、瞑想を実践している経営者やシステムエンジニア、監査法人会計士、精神科医、雑誌編集者など、様々な業種の方の体験談もご紹介しています。

瞑想がいかにビジネスやプライベートで効果を発揮しているかの体験談です。その驚きの効果に、あなたも今すぐ瞑想をはじめたくなるかもしれません。

それでもまだ、自分にできるものかと懐疑的な方のために、また、皆さん一人ひとりの置かれている状況や、瞑想に親しんでいる度合いに応じて、無理なく日常に瞑想を取り入れられるよう、「1分コース」「5分コース」「10分コース」「20分コース」と、レベルごとに複数の方法をご紹介したいと思います。

ライフスタイルに合わせて、柔軟に取り入れてください。

そして、少しでも瞑想が気になったら、1日1分で結構ですので、3週間続けてみてください。集中力や決断力がアップしたり、心や身体の疲れが和らいでいることを実感できるでしょう。ただでさえ忙しい世界のエリートたちが、貴重な時間を割いてまで実践している瞑想です。必ず効果があるのです。

本書で詳しく述べますが、瞑想は、心や身体、魂のバランスを良好に保つことで、「身体」「物質」「感情」「精神」「経済」「環境」「コミュニティ」など、人生のあらゆる領域に良い影響を及ぼすことが実証されています。

ぜひ、瞑想をすることで、あなたの人生のあらゆる領域が良好になり、毎日を楽しみながら、生まれ持った才能をフルに発揮するだけでなく、人知を超えた成果や経験をも手にしていただけたらと思います。

さぁ、それでは早速、はじめていきましょう！

「収入アップ」「昇進」「家庭円満」
瞑想で人生を変えた人たちの体験談①

▼経営者(30代・男性)

「資金繰りや人間関係に悩んでいたが、心が安定し、計画以上の業績が出ている」

20代の前半に起業し、目標を決めて得意な営業と事業計画を作り、回していくことにやりがいを感じていました。当然、仕事を第一に考えていたものですから、朝は誰よりも早く出社し、夜は終電まで働き、土日もめったに休まず働いていました。

すべての体力と時間を仕事に注ぐことこそが会社と自身を成長させる手段であると頑なに信じており、それなりに数字上では結果を残していました。

しかし、現実的には良い事だけが続いたわけではなく、コストをかけ採用した社員の離職が日常的に発生し、時として顧客からの未回収も相次ぎ、良かれと思ってはじめた新事業も著しい投資効果が得られず、資金繰りと人間不信に悩まされることも少なくありませんでした。労働時間も長く、毎日が寝不足でした。今考えると、会社を成長させるよりも、恐怖心から現状維持のためにしがみ付いていただけだったような気がします。

そんな悪循環ともいえる日常を当たり前のように送っていた最中、経営者仲間の友人の勧めで、原初音瞑想講座を受講しました。

実は、かつてお世話になっている保険の担当の方から瞑想を教わったことがありました。その時は職場や取引先との人間関係が円滑になり、楽しく業績が上がった実感があったので、瞑想についてはそこまで抵抗はありませんでした。

原初音瞑想をはじめた結果、以前よりスムーズに事が運ぶことをすぐに実感するようになりました。

判断ミスが減り、取引先との問題もほとんどなくなり、ストレスが一気に減りました。事前に立てた計画以上の成果を挙げられるようになり、業績も自然と上がりました。

瞑想中は、自分の内側で静けさが広がっていくと同時に、物事への考えやこだわりが一旦《いったん》手放され、解放感を覚えます。

こうした感覚を定期的に得ることで、瞑想の後の日常生活でも同じような状態が維持されているのがわかります。

結果、落ち着きが増し、心が安定し、考えが明晰《めいせき》になり、視野が拡大している実感があります。

物事を多角的に見ることができるようになり、その時々の感情に左右されて安易に判断することがなくなるようです。

一度習ったら、その後はお金もかからず、ハイパフォーマンスを期待できるのが瞑想です。生涯続けていこうと思います。

「収入アップ」「昇進」「家庭円満」
瞑想で人生を変えた人たちの体験談②

▼心理カウンセラー（40代・女性）
「瞑想で思考が明晰になり、疲労感の解消がはかられ、行動量が大幅に増えた」

私にとっての瞑想は、無理なく自然に効率アップし、心穏やかな充実した毎日のための習慣です。

こんなふうにお話できるようになったのには理由があります。

7年ほど前、チョプラ博士の来日講演会に参加して以来、瞑想に興味はあったものの、当時は「原初音瞑想講座」を受講するまでに至りませんでした。

自己流の瞑想も日課として定着することはなく、静かに目を瞑《つむ》る時間を作る程度でした。

興味があったのに習慣化へのハードルが高かったのは、朝早く起きることへの苦手意識。わざわざ早く起きて、また目を瞑るなんて非効率的では？なんて思っていたのです。

そんなこんなで、かなり時間を経てから、「原初音瞑想講座」を受講させていただきました。その日からの変化は自分で自分に驚くほどでした。

それまでは予定より早く目が覚めると損をしたような気分だった私が「瞑想するために早く起きたい！」と、積極的に早起きをするようになったのです。

なぜなら、瞑想をして一日をスタートさせた日と、そうでない日との行動量が明らかに違うからです。

このメリットを感じてからは特に、瞑想せずにはいられなくなりました。瞑想後の思考の明晰さや疲労感の解消などがスムーズな流れをもたらし、行動量を増やしているのでしょう。

自分なりの瞑想と「原初音瞑想」の大きな違いは「自分だけのマントラ」がいただけることですね。これが大きな要因となり、変化が加速したように思います。

私は日頃、心理カウンセラーとして「誰もが人生を豊かにすることができる」、そのためには自分の表層意識と深層意識の整理がいかに重要か、ということを伝えています。

私自身が瞑想を実践することで、自分の思考を観察し、整理する助けになっています。そして無意識の領域にある壮大なパワーを日々確信しています。

朝夕の瞑想が日課になってしばらくすると、家族や友人も私の変化に気づいて、瞑想に興味を持つようになりました。しかし、興味はあっても「どうしたらいいのかわからない」という7年前の私の心が見えるようでした。そこで、一念発起し、瞑想ファシリテーターとしても資格を取得、自分でも瞑想会を開催しています。

お一人でも多くの方に瞑想の効果を実感し、充実した毎日をお過ごしいただけたらと思っています。

世界のエリートはなぜ瞑想をするのか◎目次

PART2

あなたの人生をアップグレードする「瞑想」12の効果

PART3

瞑想で人生を劇的に変えるコツ

PART4

1分、5分、10分、20分時間別「瞑想法」

POINT

PART5

瞑想を習慣化させるコツ

PART 1

「瞑想」は欧米発の最強ビジネスツール

Meditation is the most powerful
business tool in the west

POINT 01

欧米のテレビ、新聞、雑誌で「瞑想」は人気コンテンツ

２０１４年11月、ＮＨＫの「おはよう日本」で、「瞑想」が海外で注目されているというニュースが紹介されました。

ニュースは、カナダで30人ぐらいの人たちが集まってグループ瞑想をしている様子からはじまり、日本でもストレス対策として社員研修に瞑想を取り入れる企業が増えていること、アメリカの「タイム」誌で特集が組まれていること、日本で精神科医や臨床心理士などによる学会のシンポジウムが開かれ、瞑想が治療に生かせないかと期待が集まっているといった内容でした。

実際、欧米、特にアメリカやカナダでは、テレビの健康番組で瞑想が頻繁に特集さ

れ、実際にやり方をレクチャーするプログラムも多くあります。雑誌や新聞のコラムなどでも瞑想の効果や瞑想方法が紹介されており、一般の人々にかなり浸透しています。

とはいえ、日本のテレビ番組で、しかもＮＨＫで10分近くも特集されたのには驚きました。

２０１５年に入ってからは、日本でも、ファッション誌などを中心に、瞑想の特集記事を目にするようにもなってきています。

２００３年頃から日本でヨガがブームになってきたように、瞑想も徐々に市民権を得ているのでしょう。

POINT 02

ビル・ゲイツ、稲盛和夫氏、イチロー選手、長谷部誠選手、米ゴールドマン・サックス…世界的エリートは瞑想をしている

私の瞑想の師匠にあたるディーパック・チョプラ博士は心と身体の医学と瞑想に関する世界的な第一人者です。

チョプラ博士の指導により、故マイケル・ジャクソンや、マドンナ、デミ・ムーア、オリビア・ニュートン＝ジョン、マイク・マイヤーズ、ファッションデザイナーのダナ・キャランなど、実に多くのセレブリティが瞑想に親しんでいます。

ほかにも、リチャード・ギア、クリント・イーストウッド、ヒュー・ジャックマン、ニコール・キッドマン、グウィネス・パルトローなど、多くのハリウッドスターたちも瞑想を実践しています。古くは、ビートルズのメンバーが瞑想をしていたとい

う有名な話もあります。

ビジネス界でも、スティーブ・ジョブズ、ビル・ゲイツ、稲盛和夫氏。政界ではビル・クリントン、ヒラリー・クリントン、アル・ゴア。スポーツ界ではイチロー選手や長谷部誠選手などが瞑想を実践していると明言しています。

2014年5月のブルームバーグのオンライン誌は、マンハッタンのウォール街で瞑想が大流行していると報じています。大物ヘッジファンド運用者を含め、瞑想によって頭脳を研ぎ澄まして運用成績を高めようとするトレーダーが増えているそうで、米ゴールドマン・サックス・グループの従業員たちも、蓮華座(れんげざ)を組み、瞑想しているといいます。

POINT 03

マルチタスク下での「集中力」は瞑想で鍛えられる

ＮＨＫの「おはよう日本」でも紹介されていた「タイム」誌の瞑想特集号は、２０１４年２月に発行され、特集名は「THE MINDFUL REVOLUTION（マインドフル革命）」、「ストレスの多いマルチタスク文化の中で集中するための科学」といった副題が付けられていました。

「タイム」誌の記事は、ニューヨーク州で行われた瞑想リトリートで15名ぐらいの人たちが座って瞑想している写真からはじまります。リトリートとは、仕事や家庭生活などの日常生活から離れ、自分だけの時間や人間関係に浸ることで、自分自身を見つめ直すことのできる場所や機会といったことを指します。

記事では、ニューヨーク生まれのジョン・カバット・ジンというマサチューセッツ大学医学大学院教授が1979年に開発した「マインドフルネスストレス低減法」というプログラムに記者自身が参加した体験が紹介されていました。

　マインドフルネスストレス低減法とは、最近日本でも書籍が相次いで刊行されているマインドフルネス瞑想のことです。自分の呼吸に集中していくことで、今その場で起きていることを感じることに意識を向ける、というやり方です。呼吸に意識を向け、雑念をなるべく減らして、事実だけをきちんと捉えていきます。

　本書でも、「呼吸の瞑想」として127ページで紹介していますので、ぜひ、参考にしてください。

　記事によると、瞑想はすでにシリコンバレーの起業家たち、フォーチュン500の巨人たち、アメリカ国防総省であるペンタゴンのリーダーたちを筆頭に、広く実践されていること、巨大銀行のJPモルガン・チェースは、顧客にも日常に瞑想を取り入れることを薦めている、とありました。

　マインドフルネス瞑想は、瞑想独特のスピリチュアリティ（精神性）に関する用語を避け、瞑想を筋力トレーニングに例えるなどして、人々に受け入れられやすい形に開発されたことでシリコンバレーから火がつき、一気に広がりました。

シリコンバレーでは、年に1回、「マインドフルネス」のイベントが開催されるほどで、開発者のジョン・カバット・ジンに続いてツイッター、インスタグラム、フェイスブックの重役たちが講演をしています。グーグルは7週間のマインドフルネス瞑想研修コースを社内で開発し、年に4回カリフォルニアのキャンパスで何千名もの社員に、瞑想を含む集中力向上のためのスキルを提供しているほど。

瞑想を実践していた故スティーブ・ジョブズも、「注意散漫にならず集中する能力は、日々の瞑想と直結している」と話しています。

POINT 04
ストレスに格別の効果、瞑想が脳の再構築を促し、心身のバランスを取り戻させる

「タイム」誌では、2003年8月にも瞑想の特集記事を掲載しています。それによると、アメリカでは、2003年の時点で、定期的に何らかの瞑想を実践していると回答した人は1千万名を超えており、必ずしも「水晶のブレスレットやネックレスを着けているわけでもなく、ニューエイジ雑誌を購読しているのでもない」一般市民が瞑想の主流となっていました。瞑想をするために、長いひげを生やした「グル」を尋ねて山奥まで行く必要はなく、瞑想講座は学校や病院、弁護士事務所、政府機関、企業のオフィスや刑務所でもすでに提供されていました。

また、2003年の時点で、アメリカでは慢性疾患の痛みを和らげたり、症状をコ

ントロールするために瞑想を薦める医師たちの数が増加していました。

慢性疾患とは、例えば心臓疾患や、エイズ、がん、不妊症などを含み、うつ病や注意欠陥・多動性障害などの精神疾患を持つ患者に対して、心身のバランスを取り戻させる方法として瞑想が採用されたそうです。

医師たちが瞑想を治療に取り入れはじめた理由は、30年以上に及ぶ研究の中で瞑想に様々な効果があることが証明されたこと、特にストレスに格別の効果があり、瞑想が心を鍛えて、脳を構築し直すことができると証明されたからだと言います。

POINT 05

定期的に瞑想を行うと若返りホルモンが上昇する

　瞑想とアンチエイジングの関連性についても様々な研究が行われています。中でもアメリカの細胞の加齢と若返りに関する専門家ヴィンセント・ジャンパパ医学博士が発表した研究が有名です。

　それによると、深い瞑想を定期的に行っている人は、ストレスホルモンと呼ばれる「コルチゾール」を劇的に低下させます。そればかりか、病気を防ぎ、生理的年齢を決定づける若返りホルモンである「DHEA」と、強力な抗酸化物質でもあり、鎮静作用や抗がん作用、免疫機能を向上させ、質の良い睡眠をもたらすホルモンである「メラトニン」が上昇するという結果が出ました。

実験の結果、「コルチゾール」は平均47％低下し、若返りホルモン「ＤＨＥＡ」は平均44％上昇、最も高い数値では90％上昇。メラトニンについてはさらに劇的で、平均98％上昇という驚きの結果に、３００％まで上昇した実験参加者も多くいたと言います。

瞑想は生理機能にバランスと調和を取り戻します。心身のシステムに全体性を思い出させ、身体の治癒力を活性化してくれます。原初音瞑想をはじめたことで、健康問題が改善したことに気づく人が多くいますが、瞑想は特定の症状を治すものではありません。心身がバランスと調和、そして全体性を取り戻すことによって治癒力が高まり、自然に良好な状態に戻っていくものだと言えるでしょう。

POINT 06

ネットカフェのように瞑想ルームが続々新設されている

アメリカでは、空港でもインターネットカフェなどと並んで瞑想ルームが設置されています。

ニューヨーク州のオールバニー国際空港、カリフォルニア州のサンフランシスコ国際空港とサンディエゴ国際空港、テキサス州のダラス・フォートワース国際空港、フロリダ州のジャクソンビル国際空港とフォートローダーデール・ハリウッド国際空港、イリノイ州のシカゴ・オヘア国際空港、ミズーリ州のスプリングフィールド・ブランソン・ナショナル空港、バーモント州のバーリントン国際空港、メリーランド州のボルチモア・ワシントン国際空港、ノースカロライナ州のローリー・ダーラム国際空港、ウィスコンシン州のジェネラル・ミッチェル国際空港、ニューメキシコ州のアルバカーキ国際空港など、私がざっと調べただけでも13の空港に設置されています。ヨーロッパにも、イギリスのロンドン・ヒースロー空港、オランダのアムステルダム国際空港、スイスのジュネーヴ・コアントラン国際空港、ドイツのデュッセルドルフ空港に瞑想ルームがあるようです。

飛行機の発着を待っている間に、インターネットを見たり、パソコンで作業をしたり、ラウンジで読書や飲食をしたい人たちがいるのと同じぐらい、瞑想をしたい人たちがいるということですね。

POINT 07

瞑想を今すぐはじめるべき20の科学的理由

2013年9月に発行された「サイコロジー・トゥデイ」（27万部発行のアメリカの隔月刊誌。心理学全般のほか、神経科学、行動経済学、自己啓発などのテーマを扱う）では、瞑想に関する新しい研究結果が「瞑想をはじめる20の科学的理由」として発表されています。

健康増進

1. 免疫力を上げる
2. 痛みを緩和する

3. 炎症を抑える（細胞レベルで）

幸福感アップ

4. ポジティブな感情が増加する
5. 抑うつ感情が減少する
6. 不安が減少する
7. ストレスが軽減する

社会的生活が向上する

8. 社会的つながりと感情的知性が向上する
9. より同情的になる
10. 孤独感が減少する

自己管理能力が上がる

11. 感情をコントロールする能力が向上する
12. 自分自身を内観する能力が向上する

脳がより良く変化する

13. 脳の灰白質が増加する
14. 感情制御・ポジティブな感情・自己統制を司る脳内エリアが増加する
15. 注意力を司る脳皮質の厚さが増加する

生産性が上がる

16. 集中力と注意力が向上する
17. マルチタスク能力が向上する
18. 記憶力が向上する
19. 創造的かつ枠を超えて考える能力が向上する

より賢くなる

こうした実に20もの瞑想効果が、スタンフォード大学医学部の医学博士によって、それぞれ研究結果の根拠を示しながら紹介されていました。

健康増進の「免疫力アップ」「痛み緩和」「抗炎症効果」に関しては、私自身、手足に重度の関節炎を発症している期間があったのですが、瞑想をしていたことで、鎮痛剤をはじめとした一切の薬を使わずに5年間過ごすことができました。

幸福感アップの「ポジティブ感情増加」「抑うつ感情減少」「不安減少」「ストレス軽減」に関しては、私自身ももちろん、原初音瞑想を実践しはじめた方々が早い段階で効果を実感します。瞑想を日課にすることで、維持していくことができます。何があっても幸せ、何もなくても幸せ、という感覚でいられるようになるでしょう。

社会的生活向上の「社会的つながりと感情的知性向上」「より同情的」「孤独感減少」に関しては、瞑想を実践していると全体とのつながり感——つまりすべての人々や物事とつながっている感覚――が備わります。無理をすることなく、ごく自然に毎日の生活の質が高まっていくでしょう。

例えば、人間関係でストレスを感じたりトラブルが多かった人たちも、日々の瞑想によって他者に対して同情的になっていくことによって、理解できないような他者の言動に対して洞察が深まり、憤慨することなく優しく見守ったり、許容したりできるようになってきます。

自己管理能力の「感情コントロール能力」「内観能力」も、瞑想によって、冷静な視点や平常心を保つことができることで可能になるのだと推測されます。

POINT 08

新渡戸稲造の『武士道』でも瞑想が推奨されている

私が瞑想をはじめてから10年経《た》った頃のことです。瞑想には無関心をとおしていた夫が突然、『武士道』（新渡戸稲造 著）を差し出し、武士も瞑想していたようだと教えてくれました。『武士道』の中の「武士道の淵源《えんげん》」という章に次のようにあります。

……ある剣道の達人（柳生但馬守《たじまのかみ》）がその門弟に業《わざ》の極意《ごくい》を教え終った時、これに告げて言った、「これ以上の事は余の指南の及ぶところでなく、禅の教えに譲らねばならない」と。「禅」とはディヤーナの日本語訳であって、それは「言語による表現の範囲を超えたる思想の領域に、瞑想をもって達せんとする人間の努力を意味する」。

その方法は瞑想である。

新渡戸稲造は、武士道に「運命に任すという平静なる感覚」「不可避に対する静かなる服従」「危機災禍に直面してのストイック的なる沈着」「生を賤しみ死を親しむ心」を寄与したのが仏教だと言っています。

禅の実践としての瞑想があったのだとしたら、日本の武士が行っていたのは「座禅」だったかもしれません。禅は南インド出身の達磨大師が中国に伝えて成立したものであり、禅の語源の「ディヤーナ」もサンスクリット語ですので、ルーツは同じインドにあると考えられます。

戦いの時代に武士たちは瞑想をしていました。ストレスに満ち溢れている現代も、私たちの心身の状況は、戦いの時代とあまり変わらないのかもしれません。もしあなたが、ストレスの多い環境に身を置いているのであれば、瞑想はとても有効な手段となり、どんな相手が現れても、どんな事が起こっても、冷静沈着に、そして戦わずして平和的に解決することができるでしょう。

「収入アップ」「昇進」「家庭円満」
瞑想で人生を変えた人たちの体験談③

▼監査法人会計士(30代・男性)

「多数のプロジェクトを無理なく遂行でき、集中力が高まっているのを実感している」

業界最大手の企業で現場責任者として多数のプロジェクトに携わっています。チームリーダーとして肩肘《かたひじ》張ることなく、メンバーの配置も自然と適材適所となり、うまくいくことが多いと感じています。

チームマネジメントやプロジェクトの管理など相当数のタスクを常に抱えていますが、力むことなく、やりたい作業に、瞬間瞬間、集中できています。

日々の瞑想によって、思考が整理され、解決策が閃《ひらめ》きやすいと感じています。ボトルネックとなっている問題に適宜《てきぎ》修正をかけることができ、スムーズに進むことがよくあります。本当に大切な事を見失わないから、無駄な作業を行うこともありません。

瞑想を実践していなかった時は、頭の中が思考でがんじがらめになっていました。思考が行動を邪魔し、感性を鈍らせていたように思います。

瞑想をすることで、その絡まった糸がほどけるように脳内が整理されるため、「今」に集中することができ、直感的に行動するのですが、問題になることもありません。

瞑想を行う前は、頭の中でいろいろと考えているものの、対象の表面を触っているだけで、深く掘り下げられていない感じがしました。

瞑想により深い洞察力を得られ、仕事に役立ち、それだけでなく、日々の生活が潤っているのを感じています。

何より瞑想を実践してからの人との出会いがもたらす奇跡に驚きます。心のバランスが整うため、何事も余裕を持って楽しむことができ、好奇心が旺盛《おうせい》になり行動力が増し、新しい人間関係がどんどん築かれています。

愛と感謝、そして勇気を持って、人生を目いっぱい楽しむことを可能にしてくれるのが瞑想だと考えています。

「収入アップ」「昇進」「家庭円満」
瞑想で人生を変えた人たちの体験談④

▼雑誌編集者（30代・女性）

「ありのままの自分に自信が持て、がんばらずに自然に任せられるようになった」

私が瞑想をはじめたのは4年前です。

健康に関わるお仕事をすることが多い私は、インドの伝承医学であるアーユルヴェーダの健康法を暮らしに取り入れています。

なぜかというと、アーユルヴェーダ的な暮らしに、瞑想は欠かせないものと言われています。

消化と聞くと、食べ物が身体の中で代謝されることを、まず想像すると思いますが、私たちが日々、見たり聞いたりすることも、食べ物と同じように、身体と心に入ってきます。

傷つくことを言われたり、残虐なニュースを聞いたり、衝撃的な体験をすることがあった時、心がそれらをちゃんと消化できないと、深い心の傷や悲しみとなって残り続けてしまうのです。

すると、やがて勇気や自信が持てなくなったり、やる気がぜんぜん起きないといった、力強く生きるエネルギーが枯渇していきます。

アーユルヴェーダのドクターから、

「いつも心が元気でいるためには、心を浄化したり、心の消化力を上げることを意識するといい。でも、周りで何が起こるかいちいち気にしていられないでしょう。そこで、心の休息やパワーチャージに一番効果的なのが瞑想です！」

と聞いた私は、ふとチョプラ博士がアーユルヴェーダのエキスパートであったことを思い出し、博士が推進している原初音瞑想を受講したのでした。

原初音瞑想は、自分だけのマントラを使って、とても簡単に純粋意識に辿《たど》りつくことができます。純粋意識は、万物がつながっている、すべての意識が生まれた最もピュアなエネルギーの満ちた場であるといわれています。

瞑想中に、これぞ純粋意識だ！　と意識することはありませんが、シンプルに、とても気持ちがいい感覚に包まれます。外の車の音や、鳥の声が聞こえていることもあります。でも、限りなく静かで、呼吸が深くなり、何とも気持ちがいいものです。

瞑想を終えると、自分の内側が、それまでに体験したことのない、深い静寂や安らぎによって浄化されたようなスッキリ感があります。

人は普通に生活していると、意識はほとんど外側を向いていると思います。でも、瞑想を体験すると、自分の内側にこんなに深く広い海のような場所があることが、驚きであり、毎回、絶対的な強さと美しさを垣間見《かいまみ》る思いです。大げさに言うと、もう自分の中に無敵の神様が住んでいる感じです。

外で何があったとしても、その強さは自分の中にあるものですから、瞑想すれば、その場所に戻り自分を癒すことができます。そうすると、変に気張らなくても、ありのままの自分に自信が持てますし、無理にがんばらなくても、自然の流れに任せていくことができるようになってきました。

こうなると、生きるのって楽ちんです（笑）。瞑想は、一番無理なく幸せを感じる近道なのではないかなと、思っています。

PART 2

あなたの人生をアップグレードする「瞑想」12の効果

12 Effects of Meditation
to upgrade your life

POINT

心身のストレスや疲労解消、直感、決断力、平常心、幸福感…瞑想があなたのOSをアップデート！

アメリカでは、視聴率の高い人気健康番組で、テレビの前の視聴者を瞑想に誘導しつつ、観覧席の皆さんも一緒に瞑想するシーンなどがよく見られます。

前章でご紹介したように、欧米で瞑想が爆発的に広がって一般化されていった理由は、その効果にあります。多くの医科大学や大学院で、瞑想に関する研究が進められており、ドクターや科学者たちが実験結果などの科学的根拠をもとに、瞑想の効果を続々と発表しています。

本章では、私が瞑想ティーチャーとしてこれまでに瞑想を伝授させていただいた1000名を超える方々の体験に基づいて、瞑想にどのような効果があるのか、具体例を挙げながらご紹介しようと思います。

①ストレス軽減
深いリラクゼーション効果で心身の活力を取り戻す

瞑想がストレスを軽減する点については、前章でもお伝えしたように、様々な研究で実証され、ストレス・マネジメントのひとつとして、広く一般に取り入れられはじめています。

身体的なストレス反応（心拍数上昇、血圧上昇、呼吸が浅く速くなる、ストレスホルモン生成、発汗、免疫システム低下、血小板凝固）の軽減がハッキリ計測されています。

心拍数が低下し、血圧は正常になり、呼吸も落ち着き、ストレスホルモンが減少し、発汗が抑止され、免疫システムが強化され、血液がサラサラになるといった報告もあります。

ストレスは、自分の欲求や願望の実現を妨げる障害に直面することで発生します。私の瞑想講座を受講しに来る方々の多くが「仕事がストレス」「職場の人間関係がストレス」だとおっしゃいます。

組織に属している方たちからは、自分がやりたくない仕事をやらされている、長時間拘束されて自分の時間がとれない、売上などの達成目標がプレッシャー、上司や同僚から理解してもらえない、本当に言いたいことが言えない、職場にいやな人がいても我慢しなければならない、通勤時の満員電車がストレス、というような声が多く聞かれます。

瞑想を行うと深いリラクゼーション効果が得られ、身体が活力を取り戻し、心のストレスを軽減していきます。

瞑想が習慣化すると、ストレスが蓄積する前に処理されてしまうので、心身ともにストレスと無縁の毎日を送っていけるようになります。

②疲れにくい身体《からだ》になる
これまでの蓄積した疲労が解消され、睡眠の質が向上

初めて瞑想を行った直後や、毎日の瞑想を実践しはじめた人たちの中には、「瞑想をはじめたら、以前よりも疲れや眠気を感じる」と話される方もいます。

こうした方たちには共通して、ハードワークなどで睡眠時間が短く、気力でもって過ごされてきたような特徴があります。

瞑想は、睡眠で得られる休息よりも深いレベルに働きかけます。そのため、時間をかけて蓄積された疲労が瞑想によって解放されてきます。

こうした時は、就寝時間を早めるか、仕事の時間を減らすなどして休息を取ってください。

深いレベルの休息をもたらす瞑想を続けていくことで、溜《た》まった疲労を毎日リセットしていくことができます。

瞑想は脳をクリアにしますので、目覚ましのコーヒーやカフェイン類がいらなく

なったという声も多く聞かれます。夕方から夜の時間帯に瞑想を行うことによって、それまでの疲れがスッキリ取れ、就寝までの時間が充実しますし、睡眠の質も向上します。

とはいえ、瞑想をしていれば睡眠時間は少なくても済むかというと、そうとは限りません。もちろん瞑想を実践するようになったら睡眠時間が短くなったと言う人たちもいますが、睡眠時間がまったく変わらない人たちも大勢います。睡眠も瞑想も休息をもたらしますが、それぞれの疲労の蓄積具合も休息のレベルも異なりますので、より充実し、より健康な日常を送るには、充分な睡眠と定期的な瞑想の両方が必要だと言えるでしょう。

肉体的な疲労を蓄積することがなくなり、精神的な疲れとも無縁になっていきます。瞑想をすることで、徐々に、心身ともに爽快《そうかい》で、活力に満ち溢れた日常を過ごしていくことができるようになるでしょう。

③集中力アップ
瞑想は集中力のトレーニング。頭がクリアになり、今この瞬間に集中できる

瞑想を行った直後に感じやすい効果として、頭の中がクリアになる、スッキリした感覚が得られるなど、明晰性を実感することが挙げられるでしょう。

瞑想によって頭がクリアな状態になると日常でもその状態が持続し、集中力が増していると感じられる方も多くいらっしゃいます。

「集中力がない」というのは、思考が過去や未来にさまよってしまったり、何かほかのことに気が散ってしまっているような状態のことを指します。瞑想をすると、「今この瞬間」への集中力が高まるため、意識的に「集中しなければ」と思わなくても、自然に今この瞬間、行うべきことに集中することができます。すると、気がついたら「もう終わっていた」という感覚を得ることが頻繁に起こるようになります。

このような明晰性や集中力などの感覚や状態を常に維持していたいから瞑想を日課にするという方も多いのです。

なぜ瞑想をしていると集中力が増すのでしょうか？

瞑想中は、考えが浮かんだり、雑音が気になったり、注意がそれたら、マントラや呼吸や鼓動などに意識を戻すということを繰り返します。この繰り返しが瞑想です。自然、集中力がトレーニングされます。すると、瞑想後の日常において「今やるべきこと」以外のことに注意がそれても、すぐに意識を戻すことができるようになるわけです。

④平常心が備わる

自分の感情に飲み込まれずに冷静な視点で物事を俯瞰《ふかん》できるようになる

日々瞑想を実践していると、そのうち冷静な視点や平常心が備わっていることに気づくことでしょう。

物事や状況を自然に広い視点から捉えられるようになり、自分の感情を客観的に観

PART2 あなたの人生をアップグレードする
「瞑想」12の効果

察できるようになるので、自分の感情に飲み込まれることなく、自分を取り巻く状況を把握でき、冷静な判断や発言、行動ができるようになります。

このような冷静な視点が備わると、複数のプロジェクトが同時進行していたり、人間関係がもつれて混沌とした状態だったり、不測の出来事に遭遇したり、たとえ最悪と思えるような状況に陥ったりしても、現象として現れている表面的なことの奥にある深い意味や意義に気づくようになります。その状況を、より良いことに向かっている過程であると捉えられたり、今この瞬間にできる最善のことは何か、冷静に考えて行動することができるようになるでしょう。

段階が進むと「冷静」であるだけでなく、「愛情深く」人々の言動や物事を捉えられるようになります。「どうしてあの人はこんなことを言うのか」「どうしてそんなことをするのか」「どうしてこんなことが起こっているのか」などと思うような場面に遭遇した際に、そういった人々の言動や出来事に対する理解と洞察が深まるので、理不尽だと感じたり、「腹を立てる」ようなことがなくなってくるでしょう。

その人が置かれている状況や、そこに至る背景や環境、それらによって築き上げられた意識状態において、相手の言動や出来事が最善であったこと、精いっぱいであったことを理解するので、相手を責めたり、批判したりする心境にならなくなるのです。

こうした平常心が備わると、人々や状況からの影響をほとんど受けなくなり、常に落ち着いて、自分の中心軸にとどまっていられる「ぶれない自分」を維持できることでしょう。

⑤飛躍的な効率化

明確な目標を決め、大まかな計画を立てたら、後は自然とゴールに導かれる

瞑想を行い、平常心と冷静な視点が備わることで、「予測力が高まる」「直感が研ぎ澄まされる」「タイミングが良くなる」といった現象につながっていきます。

詳細については、次の項からお話ししますが、こうした効果が合わさることで、仕事や日常生活の効率が良くなっていきます。

「自分にとって必要なことだけが自然に起こり、不要なことが起こらなくなってく

PART2 あなたの人生をアップグレードする「瞑想」12の効果

る」といった体験をする人もいます。

まるで雲の上から誰かが見守っていて、広い視点からいろいろ指揮してくれているような感覚、と表現する人もいます。

無駄な動きがなくなってくるので、自分としてはあくせく動くことなく、あまり活動していないのに、周りの人々や出来事がスピーディに進行したり、展開したり、という状態になります。

また、虫の知らせや胸騒ぎに敏感になるなど、予感や予知能力が高まり、やらなくてもいいことはやらなくなります。頭で考えるというよりも、心や身体で直感的にわかるようになります。ほとんど無意識的かもしれません。

例えば、頭では「やらなくちゃ」「行かなくちゃ」などと思っていても、気持ちが乗らなかったり、身体が動かないというようなことが起こるかもしれません。そして後になって「やらなくて良かった」「行かなくて良かった」と思える出来事が起こります。

頭で考えて詳細に計画を立てる必要がなくなっていきます。明確な目的や目標と、大まかな計画を立てたら、後は自然な流れに任せることで、気がついたらゴールに到達していた、というようになるでしょう。

⑥直感が研ぎ澄まされる

迷うことがなくなり、決断力がアップする。必要な出会いや情報に導かれる

日々瞑想を行っていると、日常において直感や直観力が研ぎ澄まされた状態を保てます。あれこれ迷うことがなくなり、決断力が格段にアップします。

直感は、頭にふと浮かんだアイデアや根拠のない自信、理由なくわくわくする気持ちとして表れることもありますし、必要な時に身体が動いたり動かなかったりというような身体面に表れてくることでしょう。

例えば、無意識に速足で歩いていたり、ゆっくり歩いたりすることによって、電車やバスの到着のタイミングと合致する。ある場所に行こうと思っていても、どうしても行くことができないことが起こり、結果的に行かなかったことでトラブルを回避す

る。道を間違えてしまったのに、実は近道だったり、逆に遠回りしたことによって出会うべき人や物と遭遇する。インターネットで何気なくクリックしたり、ふと思いついたキーワードで検索してみたら、探していた情報が目に飛び込んでくる……などです。

ふと浮かんだ「考え」や、無意識の「身体の動き」により、タイミングが良くなったり、必要な出会いや情報に導かれたり、守られたり、ちょうど良い時にちょうど良い場所にいたり、すべきことをしていたり、ということが起こってきます。

これらは直感と予知能力によって導かれている状態で、次に説明するシンクロニシティとも深く関係してきます。

⑦タイミングが良くなる（シンクロニシティ）

人々や物事とのタイミングが合うようになり、トラブルは回避され、流れに乗れる

シンクロニシティとは、「意味のある偶然の一致」という意味で、「同時性」「同時発生」「共時性」などと訳されます。「引き寄せ」などといったスピリチュアルのイメージの強い言葉にも置き換えられることがありますが、量子力学は近年研究が進んでいる科学分野のひとつです。

量子力学では、過去も未来も現在も、すべての人々や、物事や、まだ起こっていない出来事も「すべて」同時に起こっていてお互いに関連している、と考えます。

瞑想を通して、共時的な空間につながることができると言われます。時間軸がなく、物事が同時多発的に起こっているこの空間に、願望を投げ入れることで、意味のある偶然の一致が起こるようになる、と言います。

直感が研ぎ澄まされるというのは、言い換えれば、人々や物事とのタイミングが合ってくる、ということです。人と待ち合わせをしても、相手の状況を察知したかのように早過ぎず遅過ぎずちょうどピッタリ会えたり、同じ日に約束をダブルブッキングしてしまっても、片方の人から断りの連絡があったりと、偶然で片付けてしまうには、あまりにもでき過ぎなことが頻繁に起こるようになります。

瞑想を日課にしはじめた方たちがよく口にするのが、「電車やバスの乗り継ぎがい

PART2 あなたの人生をアップグレードする
「瞑想」12の効果

い」「満員電車でもすぐに座れる」「駐車場が満車でも自分が行くと必ず空きが出る」「急いでいる時にやたらと青信号が続く」といったことです。

仕事で関わる人々が絶妙なタイミングで連携するようになって物事がスムーズに流れたり、トラブルが起こっても、やはり絶妙なタイミングで助け舟が現れて事なきを得たり、といったことは何も特別ではなく、よく耳にする話です。

本来だったら、ストレスの元になるような出来事が、日常における奇跡に変わっていきます。

⑧ 願望が叶いやすくなる（引き寄せ）
自分の願望を実現に導くような出来事が次々と起こるようになる

シンクロニシティを起こす瞑想の力を願望実現に応用したものを「引き寄せ」と言います。意図的に自分の願望を叶える方法です。

瞑想をする前に、事前に作っておいた「叶えたいことリスト」に目を通しておくのです。自分の願望を実現できそうな出来事がシンクロとして起こるようになります。

普段、常時意識しているわけではない願望を、瞑想の直前に目を通すことによって、改めて意識にのぼらせるのです。瞑想を通じて共時的な空間につながり、自身の願望を種まきするようなイメージです。

すると、不思議なことですが、会いたいと思っていた人とちょうど会えたとか、乗り継ぎが良くなるといったシンクロニシティ効果を自分の願望実現のために活用できるようになります。

過去も未来も現在も、すべての人々や、物事や、まだ起こっていない出来事も「すべて」同時に発生し、互いに関連している共時的な場に、自分の意図と願望の種をまく。そして、第三者が願望を叶えてくれたり、必要な人物と出会うことができたり、トラブルが起きてもスムーズに解決したりと、幸運としか思えないことが奇跡的に起こります。

しかしそれも、単なる偶然で片付けてしまうと、往々にしてチャンスを逃すことになります。単なる偶然で片付けてしまうのではなく、チャンスがやってきた、叶うかもしれないと好奇心でつかみとってみてください。

⑨創造力が溢れる
日常の中で、アイデアやインスピレーションに恵まれるようになる

瞑想というと、インスピレーションが湧《わ》いたり、何か素晴らしいアイデアが降ってくるのではないか、という期待をしている方は多いかもしれません。

しかし、本書で紹介する瞑想の場合、瞑想中ではなく、瞑想後の日常の中で、インスピレーションやアイデアを受け取るようになる、というのが正確です。

瞑想中に浮かぶ考えの中に、閃《ひらめ》きやインスピレーションが混じっているのではないかと思う人もいるかもしれません。しかし、瞑想中は日頃のストレスを解放しているプロセスですので、その際に浮かぶ考えは、良い考えとは限らないのです。

本当に素晴らしい考えであれば、瞑想後も覚えています。仮に忘れてしまったとし

ても、日常生活の中で必要な時に、ふとその考えが浮かんできます。瞑想後の日常で再び顔を出した考えこそ、注目すべきアイデアであることが多くあります。そうしたアイデアこそ、行動を起こして具現化することがお薦めです。

インスピレーションやアイデアといった創造的な力は、アーティストによる芸術活動に限られたことではありません。停滞していた物事を打破するような新しい解決策を思いついたり、これまでやらなかったような良い方法をすぐに実行に移したりすることです。また、これまでの制約から抜け出した、新しい自分を表現することなども含まれます。

日常の様々な側面で創造力を発揮したり、インスピレーションを受け取って行動していけるようになると、何事にも新鮮な気持ちで取り組むことができ、子どものような遊び心を持って楽しく過ごしていけることでしょう。

⑩人間関係が良好になる
ネガティブな感情を客観的に眺められるようになり、無駄な衝突がなくなる

シンクロニシティという、自分に必要なことが積極的に起こり、不要なことが起こらなくなってくる作用は人間関係にも及びます。付き合う必要のない人とはタイミングが合わなくなってきて自然に疎遠になったり、本当に気の合う友人や仲間と出会ったりするなど、「人間関係が変わる」ことを経験する方が多くいます。

また、人間関係で何かとトラブルを起こしがちだった人自身が変わることもよくあります。④でお話しした、平常心や冷静な視点が備わることで、自分の感情を客観的に眺められるようになるからです。

それは、それまでだったら反射的に言い返してしまったり、イライラしたり、腹が立つような状況や言動に遭遇した時に「ワンテンポ」間を置くようになる、ということです。自然にワンテンポ——間を置くことによって、反射的にリアクションを取ったり反応しなくなり、「まあいいか」「しょうがないなあ」というように、その場をや

り過ごしたりして、衝突することがなくなります。

何かネガティブな感情が湧き起こった時でも、なぜそういった感情が生まれたのか、なぜそのように感じたかを把握でき、自分にも、相手の言動に対しても、愛情深く広い視点から理解し、出来事に対する深い洞察が得られます。

結果、自分を責めることも相手に腹を立てることもなく、創造的な解決方法や言動で、自然に平和的なコミュニケーションを行えるようになるのです。

日々の瞑想が定着すると、「この世界の誰もが、その人の意識レベルにおいて最善を尽くしている」という視点が備わってきます。人の言動を理不尽に思ったりすることも批判することもなく、自分のことも他人のことも「ありのまま」を受け入れられるようになります。

仕事の成功も、個人的な幸福も、基盤は人間関係にあります。家族や周囲の人間関係が良好になることで、公私ともに物事がうまくいき、幸せな人生を送っていけることになるでしょう。

⑪揺るぎない安心感に包まれる
根拠のない自信が備わり、自分自身や人生に対して不安がなくなる

原初音瞑想講座の受講生の方たちが1日2回の瞑想を開始し、1～2週間経過した頃、「漠然とした安心感が備わった」とお話しされることがあります。

多くの人は、将来のことや仕事、家族、お金、健康など、「漠然とした不安」を抱いているものです。しかし、瞑想をすることで、それが「漠然とした安心感」に大きく変容すると言う人が多くいます。何の根拠もないのに、大丈夫だという確信が常に得られる「根拠のない自信」が備わると表現する方もいます。

瞑想がもたらす深いリラックスと、直感が冴《さ》え、タイミングが合っていくことで、「すべてはうまくいっている」という感覚を得られるのかもしれません。「すべてはうまくいっている」という感覚とは、何事もより良い結果や状態に向かって起こっている過程なのだという信頼感であり、表面的に起こっている出来事の水面下にある、目に見えない可能性に対する気づきであり、個人的にも全体的にも望ましい未来を創造

していく力だとも言えます。

このようにして、不安や心配事とだんだん無縁になってくると、後に残るのは平和で穏やかな気持ちです。日常の出来事や、自分の人生が展開していくのを、恐れをなくして楽しんでいけるようになることでしょう。

⑫日常で至福を経験する
生まれてきた目的や使命がわかり、才能を発揮して人々の役に立つようになる

漠然とした安心感、根拠のない自信を得ることで、日常において「〜だから幸せ」というような条件付きの幸福感ではなく、何があっても幸せ、何もなくても幸せ、というような無条件の幸福感を味わうようになります。

それは幸せになるために何かを達成しようとしたり、何者かになろうとすることから解放され、今この瞬間の状態が完璧《かんぺき》であることがわかり、ありのままの自分を完全に受け入れ、すべての人々や物事に感謝できる意識が備わるからでしょう。

| PART2 　あなたの人生をアップグレードする「瞑想」12の効果

成功を求めて一生懸命に物事にあたっている方は、結果を追い求めるだけではなく、自分が生まれてきた目的や使命がわかり、独自の才能を発揮したり人々の役に立つことによって結果が自然についてくる、それに対して生きがいや喜びを感じるような、至福とともに仕事をする状態になってくるかもしれません。

「至福」に関して、アメリカの神話学者ジョーゼフ・キャンベルを題材にしたドキュメンタリー映画「ファインディング・ジョー【英雄の法則】」の中で、様々な著名人や有識者が次のように語っています。

「至福とは、恍惚（こうこつ）や単なる幸福でもなく、最も静かで満足した状態」

「至福について語ることはできない。それはあなた自身の旅だからだ」

「至福を追求することは、快楽にふけるという意味ではない」

「至福とは、何かあなたが願うこと以上のものだ」

「完全に自分がなくなり、一体になったような経験」

「自分はどんな活動をしている時に時間が経つのを忘れているだろうか？　それが自分の至福を知る大きなヒントだ」

瞑想を日々続けていると「全体とのつながり」を取り戻すと言われます。自分が本当に求めていることに自然と導かれ、時間が経つのを忘れるように夢中になる感覚を味わうことが多くなるでしょう。

「収入アップ」「昇進」「家庭円満」
瞑想で人生を変えた人たちの体験談⑤

> ▼システムエンジニア（40代・男性）
> 「気力や体力がチャージされ、継続して結果を出せるようになった」

システム開発職の現場で、原初音瞑想の効果がどのように得られているか、具体例を挙げてご紹介したいと思います。

① シンクロニシティによる業務の効率化

毎日、原初音瞑想を実践することで、様々な出来事がタイミング良く起きるようになり、自分の周囲に、必要な時に、必要な人やモノや情報が自然に集まってくることが多くなりました。

特定の情報や成果物を欲しい、すでにあるイメージを実現したい、と考えていると、周囲の人が欲しい情報や成果物を事前に察知して教えてくれたり、自分から依頼をしなくても、情報や成果物が必要なタイミングで自分の手元にやってくる、といったことです。

例えば、連絡を取りたい他部署の人が別の用事で向こうから連絡をくれたり、デスクの近くを通りがかってくれることが増えました。

業務上の繁忙期と閑散期のタイミングが自分のプライベートな予定とシンクロするようになり、チームメンバーの相互連携もあって、自分が取りたいタイミングで休暇が取れた、といったこともありました。

また、担当している複数の業務が、他の人とまったく同じタイミングで、同時進行で進むことが多くなり、結果的に、今までよりも速い時間で効率良く業務が完了するようになっています。

自分が作成しようと考えていた設計資料やプログラムなどの成果物を、他部署の人が別の業務で先行して作成してくれていて、活用することで自分の作業時間が大幅に減った、ということもありました。

こうしたことが、作業時間の短縮化、個人負荷の軽減につながり、非常に効率良く仕事が回るようになりました。

②以心伝心の意思疎通、チームワークの深化

職場のチームメンバーや周囲の人々と、少しずつ、以心伝心のコミュニケーションが取れるようになっていきました。

物事ひとつひとつについて、毎回チームメンバーとの言葉による意思確認を取らなくても相手の見解や回答を事前に察知して行動するようになり、だんだんと物事の推理力や推量の予測的中率も上がっていきました。周囲の状況や他人の意思を、だんだんと事前に直観的に理解し、スムーズに行動が取れるようになったのです。

結果、無駄なアクションや無駄な作業時間の浪費を事前に防げるようになり、業務効率が上がるようになりました。

瞑想を継続的に実践していくことで、無意識レベルでの対人コミュニケーションが

活発になり、各人が意識していない領域での、お互いの作業連携、相互協力が進むようになったのだろうと思っています。

③想定した計画以上の価値のある結果や副産物の創出

ビジネスの事業計画は、事業の目的や目標を達成するための方法を記したものですが、忠実に実行して得られる最大値は、予想通りの利益や効果程度だと思います。

しかし、原初音瞑想に取り組みながら、事業計画を超えた予想外の成果や結果がもたらされることに気づきました。

それは、新しいビジネスのアイデアであったり、予想もしなかった人々との連携作業であったり、より安い原価での物品の調達、必要経費の圧縮、時間的コストの圧縮、本当は自分がやらなくても良かったことの発見など、その時の必要性に応じて、実に多種多様です。けっして業務マニュアルには記載されていないことです。

業務で発生した新しい問題に対して、従来の解決方法ではなく、新しい代替手段や今までよりコストのかからない別の方法で対処できたこともあります。

現場で発生している問題について、目の前の問題や現象をその場しのぎで対応するのではなく、その背景に潜む問題の本質がわかるようになり、再び同じような問題が起きることがなくなりました。

事前に想定していなかった、より価値のある副産物が発生するコツは、基本的な方向性を決めた後に「細かい事前の打ち合わせをしないこと」ではないかと思っています。それによって、事前に計画していた以上の成果や恩恵が自分自身や自分の所属しているグループ全体にもたらされるように感じています。

これが、引き寄せなどでよく言われる、人の作為を入れず、個人的な思い、期待やエゴを手放して、宇宙の計らいにすべてを任せきることなのではないかなと思っています。

④体力・気力の回復、自己管理能力の高まり

体力の回復、健康状態の回復、毎日の健康管理、メンタルケアに、大きく役立てることができています。自分の身体の状態や気力や体力が根本から回復し、本来の自分のエネルギー状態が復元していくことを、毎回、瞑想を終えるたびに実感することができています。

自己管理能力が高まることで、自分の行動に対する判断力、未来予測能力も強化されて、無駄な作業や不要な作業をしないようになりました。

健康面、メンタル面が軌道修正されるため、自分の日々の作業内容や仕事への取り組み方が物事の本質から外れないようになったと思います。

原初音瞑想を通じて、このようなたくさんのメリットが個人にもたらされるのは、人間が本来持っている無意識レベルの無限の叡智《えいち》に、自分でアクセスできるようになるからなのかもしれません。

「収入アップ」「昇進」「家庭円満」
瞑想で人生を変えた人たちの体験談⑥

▼ジュエリーデザイナー（30代・女性）
「自分の考えを超えた答えが、日常生活の中で見つかるようになった」

原初音瞑想講座を卒業してから2年になります。受講のきっかけは、友人から薦められたチョプラ博士の著書、『富と成功をもたらす7つの法則』でした。

瞑想が日々の日課として欠かすことなく続いていることには、自分自身が一番驚いています。続けているのは私自身なのでおかしな話ですが、日常で得られる効果があまりにも大きいため、止めることができないのです。

人間は思考があるため常にあれこれと考え、その中で実際に自分が必要なことと判断した時のみ行動するのだと思いますが、必要と感じているからこそ、続いている習慣なのだと実感します。

原初音瞑想をしていると思考と思考の間の隙間に入り込み、意識も感覚もない無の領域へアクセスできるといいます。

自分の思考の範囲を超えた答えが見つかったり、気づきや直観のようなものを感じたりします。

具体的に日常で私が答えを見つける機会が多いのは、思考から浮かんでくることよりも、本を読んでいる時や、ネット検索やテレビを見ている時などです。

瞑想を続けることにより、こうしたことが頻繁に起こるようになりました。自分の思考を超えたメッセージとでも言うのでしょうか。

意図したことを意識したり、期待すると逆に遠ざかり、むしろまったく忘れて手放し、違うことに集中したりしていると、目の前にメッセージが現れたりします。

瞑想をはじめて以来、瞑想日記をずっと続けています。瞑想日記に気づきやインスピレーションを忘れないうちに書き記しています。後になって、「この時のメッセージがここにつながっていたのか！」と驚くこともあります。

他にも、冷静に物事を受け止めることができるようになり、切羽詰まった状況でも焦らず的確な判断ができるようになってきました。

瞑想後は頭の中がスッキリするので、集中力が増して仕事の効率が上がります。

アンチエイジングに効果的といわれるのも、瞑想を続けている大きな理由です。瞑想によって心を静めることで、ストレスや不安感も軽減され、精神的なバランスが保たれるので、落ち込んだ時でも復活が格段に早くなりました。

日々の出来事には、遠回りで無駄なことだと思えることもありますが、実は無駄なことなどひとつもなく、すべての流れがつながって今日がある、と実感します。そして、求めたものには答えが返ってきます。

これからも瞑想を習慣として新たな自分を日々、発見していきたいです。

PART 3

瞑想で人生を劇的に変えるコツ

Tips to transform your life
with meditation

POINT 01

「瞑想」を怪しいと思うのは当然。目に見えないものは信じられないもの

10年前、当時35歳だった私は、一部上場の外資系ＩＴ企業の中でシステム構築部門のディレクターという部長職についていました。

会社で受ける管理者研修や技術的な研修以外のセミナーを受けることもなく、自己啓発の本も読んだことがありませんでした。そういったジャンルの本があることも知りませんでした。

普段の仕事も、20名を超える部門の一人ひとりをケアしたり、課長職のマネジメントを行うかたわら、業務分析をしたり、企画や計画を立てたり、システムの仕様を定義したり、プロジェクトの進捗《しんちょく》管理をしたり……という非常に合理的で論理的なも

のでした。

現在一般的に広がってきている引き寄せなどといった願望実現方法なども含め、そういったものが存在しているということさえ知りませんでしたし、目に見えないものはまったく信じていませんでした。

ましてや「瞑想」などという言葉を聞いただけで「怪しい」という印象を持っていましたので、自分が関わることは絶対にない、と思っていました。

当時の私は、会社から与えられた目標を達成することによって、昇進したり年俸を上げていくことが人生の目的の中で大きな比重を占めていました。

しかし、自分の人生について考えると、そのまま階段を昇り続けることに対して、違和感や行き詰まりを感じる部分があることも事実でした。

パート3では、スピリチュアルなこととは無縁だった私が、瞑想と出会い、人生を大きく変えたお話を通じて、瞑想のパワーを皆さんに知っていただきたいと思います。

そして、どうしたら瞑想で人生を変えることができるのか、そのコツをつかんでいただければと思います。

POINT 02

「本当にしたいことは何なのか？」その問いに現実が動き出す

目に見えないものは一切信じず、神社やパワースポットにも興味のない私でしたが、あることがきっかけで人生初のお伊勢参りをした、帰りの新幹線の中で「起業する」という思いがけない考えが湧《わ》きました。

勤め先では順調にキャリアを積んでいましたし、「いやいや、私に起業なんてあり得ない」と、即座に考えをかき消したのですが、同時に、「自分の可能性に蓋《ふた》をするのは自分自身なのかもしれない」とも思いました。

仮に起業するとしたら何をしようかと考えてみたところ、「自分の本当に好きなことで起業したい」という思いにたどり着きました。

自分の本当に好きなことを掘り下げていくと、それまで関わっていたシステムでもソフトウェアでもなく、「健康に関すること」だとわかりました。

そして、アロマやハーブなどを扱っているお店に通っているうちに、インドの伝承医学であるアーユルヴェーダに興味を持つようになりました。

土日を使って起業塾やアーユルヴェーダの研修コースに通っていた頃のことです。会社での仕事内容が急きょ国内から海外に移り、月に2～3週間は海外出張が入るようになりました。

そこで、海外出張ついでに起業につながりそうな所を訪問することにしました。

アーユルヴェーダの教室に、出張先のサンフランシスコでお薦めの施設はないかと問い合わせると、様々なアーユルヴェーダのコースを受けられるからと、サンディエゴのチョプラセンターを紹介されたのです。

サンディエゴ国際空港から車で50分ぐらい走った郊外にある、豪華なリゾートホテルの緑に囲まれた敷地内に、一戸建てのチョプラセンターがありました。

中に入ると受付近くのショップで、アーユルヴェーダのオイルやアロマキャンドル、ハーブティーなどと一緒に、何十冊もの書籍が置かれてあり、すべての本に「Deepak Chopra」とありました。

その時初めて、チョプラセンターの創始者であるチョプラ博士の存在を知りました。

予約していたアーユルヴェーダのオイルトリートメントがはじまるまで時間があったので、ヨガのクラスや「メディテーションルーム」と書かれた部屋を覗《のぞ》いたり、センターで受講できるセミナーの案内を見たりして過ごしました。

POINT 03

興味のないことでも、直感に従ってみる

贅沢なアーユルヴェーダのオイルトリートメントがはじまり、施術を受けながらセラピストの方と世間話をしていた時でした。

「いろいろなセミナーがあるんですね。お薦めのものはありますか?」

と聞くと、

「Seduction Of Spirit(セダクション・オブ・スピリット/スピリットの誘惑)」

とのこと。

瞑想の集中コースだというので、瞑想には興味がないことを告げ、ほかのお薦めを聞こうとしたのですが、セラピストさんは施術しながら、

「あら、そう……。でもね、本当に人生が変容するセミナーで、私自身もそのおかげで天職に出会えたのよ」と続けました。

「人生が変容する」という言葉に、「私もそのセミナーを受けたほうがいい」と強く感じ、「瞑想に興味はないけど、あなたの薦めるそのセミナーは受けようと思う」と言って、受講することを心に決めました。

私はもともと直感に従って動くタイプだったのですが、「直感」と「普通の考え」の見分け方を自分なりに持っていました。

それは「根拠があるかどうか」ということです。

何の理由もなくピンときたことは「直感」で、そうすべき理由を思いつく場合は、直感ではなく「普通の考え」だと判断していました。

その時も根拠もなく浮かんだ強い感覚に、従うことにしたのです。

POINT 04

疑う気持ちがあっても小さなシンクロに乗ってみる

「セダクション・オブ・スピリット」は1週間のセミナーで、その年の開催は8月でした。

会社に夏休みを申請し、受講の申し込みをしたところ、セミナー担当者から、

「そのセミナーを受講するなら、最低1か月前には『Primordial Sound Meditation Course（原初音瞑想講座）』を受けて、瞑想をしばらく実践してから臨んだほうが効果的ですよ」

と言われました。

原初音瞑想講座は、チョプラセンターで提供している瞑想の基礎講座なのですが、

3～4回に分けて受講する必要があり、すぐ申し込む気にはなれませんでした。

どうしようかと思いながら、チョプラセンターのホームページを見ていると、「セダクション・オブ・スピリット」のちょうど1か月前に開催される「アーユルヴェーダ健康論セミナー」が目にとまりました。

とても興味がある分野だったので、セミナーの内容をチェックしてみると、何と、5日間のセミナーの中に、原初音瞑想講座のレクチャーが含まれていました。

瞑想に懐疑的な気持ちがあった私も、何か意味のあるタイミングなのかもしれないと思い、受講を決意しました。

POINT 05

まずは瞑想を体験してみる

5日間のアーユルヴェーダ健康論のセミナーは、早朝にヨガクラス、午前中は座学の知識研修、午後は、「パンチャカルマ」という薬用ハーバルオイルによる全身マッサージと腸内洗浄を行うアーユルヴェーダのデトックスプログラム、夕方には再びヨガクラスというのがおもなスケジュールでした。そして、お昼休憩や夕方の時間を使って合計6時間の「原初音瞑想講座」が5回に分けて提供されました。

「原初音瞑想講座」では、瞑想に関する一連の基礎知識と、「マントラ」と呼ばれる3音節に分かれた音を伝授され、具体的な瞑想方法を教わりました。

マントラは、「Primordial Sound（プリモーディアル・サウンド／原初音）」という自分が生まれた時に宇宙で流れていたという音のことを言います。一人ひとり、生年月日から割り出され、伝授されます。瞑想中は、マントラを心の中で繰り返し唱え、絶え間ない思考の流れを手放すようにします。

マントラを授与され、生まれて初めての瞑想を終えた感想は、「怪しいことは何ひとつなかった」ということでした。

ただ目を閉じて、3音節のシンプルな音を心の中で繰り返していくだけ。座禅を組むこともなく椅子に座って行うのですが、一貫して、心と身体を楽にするというレクチャーだったので、瞑想に対して抱いていた、ストイックな修行のようなイメージが、どこにも見当たらなかったのです。

30分の瞑想タイムも、初めは「そんな長い時間、じっとしていられるだろうか」「寝てしまわないだろうか」と自信がなかったのですが、実際には10分ぐらいにしか感じなかったのを覚えています。不思議な感覚でした。

POINT 06

とりあえず続けることも大事

それでも講座をすべて受け終わった時、私が出した結論は、「やっぱり瞑想は合わない」ということでした。

なぜなら「朝と夕方に30分ずつ瞑想するのが最適」だと教えられたからです。

当時、私はいわゆる「ルーチンワーク」が非常に苦手で、毎日同じことを繰り返すなんて、一番やりたくないことでした。

しかも朝の忙しい時間に30分も瞑想するなんてあり得ない……。

夕方のオフィスは仕事が佳境に入ってくるタイミング。そんな時に瞑想の時間を取るなんて無理、と思ったのです。

だいたい「じっとしている」というのが皆無の、常に動き回っているタイプの人間でした。

それでも1か月後には、「人生が変容する」と言われた「セダクション・オブ・スピリット」のセミナーが待ち構えていました。

いちおう瞑想はしておいたほうがいいかなと、瞑想をする日もあれば、しない日もあったり、1回5分しかできない時があったり、20分ぐらいやってみたり、がんばって30分続けてみたり。

1日2回、瞑想できた日もあれば、1日1回できれば上々、という感じで1か月を過ごしました。

POINT 07

「瞑想した日」と「瞑想していない日」の違いが顕著になりだす

待ちに待った「セダクション・オブ・スピリット」。この講義は、1週間、直接チョプラ博士が瞑想の指導と講義を行うものでした。受講生は450名前後で、座り心地の良さそうなソファーで、とてもリラックスした感じでお話しされているのがチョプラ博士の第一印象でした。

私は日頃のハードワークと慢性的な寝不足に時差ボケが重なって、瞑想の時間にはほとんど寝てしまい、「やっぱり私に瞑想は合わない」と思いながらも、講義は興味津々《しんしん》でした。

原初音瞑想講座を受講して「私に瞑想は合わない」と固く思ったわけですが、それから3か月も経つと、私はすっかり瞑想にハマってしまいました。

きっちり朝晩2回、30分ずつ瞑想していたわけでもなく、1日1回できれば上等、1回5分しかできない時もあれば、1回もしない日もたくさんありました。しかし、そのうち、瞑想をした日としない日、1日2回できた日とできない日の違いが、ハッキリしてきたのです。

チョプラ博士は、「瞑想の効果は、瞑想後の日常で現れる」と話しています。それが本当に、30分の瞑想を1日2回、実践している時の日常ではその効果をフルに味わえるし、1日1回なら何とか良い状態を維持できるかな……という感じで、瞑想を1日に1回もできない日と比べると雲泥の差になってきました。

会議などで、私の発表や意見に対して批判的なコメントがなぜか多い日や、電車の乗り継ぎが悪かったり、満員電車で大変な思いをしたなという日は、後になって、朝に瞑想していなかったことに気づく、といった具合です。

初めは半信半疑でしたが、朝の瞑想を欠かさないようにしていると、幹部会議などの重要なミーティングで、自分の意見や提案がすんなり採用されたり、自分が発言しなくても、経営トップや幹部から同じような意見が出て、望んでいた通りの結果になる、ということが続きました。

関わるすべての人たちが協力者となってスムーズに事が運んでいくのです。

こうした日常が「当たり前」になってくると、日常のスタンダードが上がってしまい、その状態を維持したいというモチベーションが生まれます。自然に、1日2回、瞑想をしたくなるようになりました。

瞑想の日常での効果に味をしめると、「朝の忙しい時に30分も瞑想なんてあり得ない」と思っていたのが、たった30分の投資時間という感覚に変わりました。

そして瞑想の効果をフルに味わうために、夕方にも瞑想の時間と場所をスケジュールに組み込むようになったのです。

POINT 08

躊躇《ちゅうちょ》することも自分と少しでも関係があれば挑戦してみる

それでも自分が瞑想ティーチャーになるなんて、考えてもいませんでした。起業の計画も、これまでの経験を生かして、チョプラ博士が関わっていた瞑想ゲーム（パソコンのソフトウェア製品）を日本語化し、製造・販売する予定だったのです。

退職してから約1か月後、株式会社ボディ・マインド・スピリットを設立し、ゲーム開発会社との契約のため、再びアメリカに行くことになりました。

そしてせっかくだからと、出張のついでに、チョプラセンターの「ジャーニー・イントゥ・ヒーリング」という癒し全般に関するセミナーに申し込みました。

するとセミナー担当者が、翌週、瞑想ティーチャー認定コースがあるので受けたらどうかと言うのです。瞑想の効果は確信していましたが、人に教えるのは……と躊躇していると、認定コースを受講するための必須《ひっす》条件をすでにクリアしているとのこと。「瞑想のゲームを販売するのだから、瞑想の知識を深めておくのもいいかもしれない……」と半ば自分の勉強のために申し込んだのでした。

「瞑想ティーチャー認定コース」はかなり過酷な内容でした。受講前に、最低3か月は予習が必要で学習キットがどっさりあるばかりか、アメリカ人やカナダ人、イギリス人やオーストラリア人など英語のネイティブ・スピーカーたちと同等に扱われます。6日間のコースは、毎日試験を受けているようなもので、何とか切り抜けたという感じでした。

瞑想講座を修了し、日本に帰国するかしないかという時、突然、ゲーム開発会社から、日本語用のプログラム提供が予定より半年遅れると通告がありました。

もともと、プログラム提供に合わせて急いで会社を設立したようなものだったので、頭の中が真っ白になりました。そういえば、とその時に頭に浮かんだのが、瞑想ティーチャーの認定証。そのまま私は、帰国してすぐに原初音瞑想講座の日本語テキストを作成し、翌月には瞑想講座を開講しました。

6名定員の少人数クラスとして原初音瞑想講座を開講しましたが、最初の月に約20名の方が受講してくださいました。

「私がどうして瞑想を教えることになったか、本当に不思議なのですが……」「瞑想もとても苦手だったのですが……」とお話ししながら講義を進めていったものです。

そのうち、講座の修了生から、「シンクロが多発しています」「ラッキーなことが続いています」「人間関係が良好になってきました」「体調が良くなりました」……など、様々な報告が寄せられるようになりました。中でもシンクロニシティの報告が最も多く見られました。

POINT 09

「瞑想」は人生を激変させる麻薬のようなもの

瞑想について学んだことで、シンクロニシティというものを初めて知ったのですが、実は瞑想をはじめる前から、シンクロニシティと思われる現象によく遭遇していました。そして、瞑想について学んだことで、なぜシンクロニシティが起きていたのかもわかりました。

たいていは、朝の身支度をしている時でした。「気がつくと20〜30分経っていた」というような空白の時間を過ごすことがしばしばあったのです。

そうした日は、オフィスに出勤すると、話をしなければならない同僚とバッタリ出くわして朝一番で用件が済む、といったことがよく起こりました。

日常生活で突然空白の時間ができてしまうので、身支度中などは、約束の時間に間に合わなくなってしまうこともあり、正直困ることもありました。

それが、原初音瞑想をはじめてからは、空白の時間がなくなっただけでなく、瞑想が習慣づいたことで、偶然の一致やタイミングの良さといったシンクロニシティの起こり方が、時々ではなく、日常的になりました。


原初音瞑想をはじめてから起業するまでは、振り返ってみるとまるで魔法がかかったようにスムーズに事が運ぶ毎日でした。

当時、私は顧客管理および営業支援システムを世界で26拠点に導入するというグローバルプロジェクトを担当していました。

アメリカ、アジア、ヨーロッパの各地域に出張して各国の営業ディレクターたちを集めて検討し、その結果を各地域に点在するエグゼクティブたちと電話会議を開いて進めていく、というもの。

瞑想をしていたからか、関係者たちのスケジュール調整のスピードが速く、数億円のシステム投資の意思決定が迅速に進んでいきました。

また、「起業して真の健康を広く伝えたい」という願望を持っていたからか、海外出張のスケジュールと、起業の準備になるような海外でのセミナーの日程が合致し、交通費が出張費でまかなえてしまうことが何度も起こりました。

そして、ディーパック・チョプラ博士との出会いから日本のエージェントになるまでのプロセスも、本当に魔法のような展開でした。

POINT 10

マイケル・ジャクソン、レディー・ガガ…「瞑想」のパワーを活用する世界的アーティストたち

瞑想は、欧米では一般に広まっています。アメリカではテレビ番組や新聞などで瞑想が紹介されるだけでなく、ラジオ番組で「運転中の方はご遠慮ください」という注意とともに瞑想を誘導するナレーションが流れることも。

こうした瞑想ブームの火付け役だったとも言える人物が私の瞑想の師匠であるディーパック・チョプラ博士です。博士は、様々なメディアを通じて世界中に瞑想を広めています。

チョプラ博士は内分泌科専攻の医学博士で、臨床医として病院に勤務していましたが、40歳の時に初めて著作を発表してから、現在著作は80冊を超え、うち22冊が

「ニューヨークタイムズ」のベストセラーに。著書は35か国で刊行され、2005年の時点で発行部数が2000万部を超えています。「タイム」誌発表の「20世紀の英雄と象徴100人」にも選ばれ、「代替医療の詩人・予言者」と紹介されました。

ビル・クリントン前米大統領がインドを訪問した際の晩餐会《ばんさんかい》で「アメリカは、代替医療のパイオニアであるディーパック・チョプラ博士に代表される、インド系アメリカ人の皆さんの貢献により豊かになった」と評し、ミハイル・ゴルバチョフ元ソ連大統領はピオ・マントゥ国際科学委員会の表彰式において、「チョプラ博士は間違いなく、われわれの時代で最もわかりやすく感銘を与える哲学者だ」と評するなど、公式な場での賛辞から、博士の功績を垣間見ることができます。

また、政財界の大物たちだけでなく、誰もが知っている映画界や音楽界のトップスターたちも、チョプラ博士の著作や親交を通じてインスピレーションを受けており、瞑想の効果は彼らの作品として昇華されています。

故マイケル・ジャクソンとチョプラ博士の親交は有名で、マイケルがチョプラ博士の自宅を訪れた時に「ヒール・ザ・ワールド」という楽曲が生まれたそうです。マイケルの死後、多くの追悼番組で、チョプラ博士がコメンテーターとして出演していました。

２００７年秋発刊の雑誌「ヴォーグ・ニッポン」では「Who is Dr.Deepak Chopra?」という6ページの特集記事が組まれました。マイケルとチョプラ博士が一緒に瞑想を楽しんでいる写真が掲載されていました。

世界的歌姫のレディー・ガガは、「タイム」誌の映像インタビューで次のような独白をしています。彼女の言葉を紹介しましょう。

「こんにちは、レディー・ガガです。

私の人生に最も影響を与えた人物はディーパック・チョプラ。彼は様々な著作で世界中の多くの人々の支えとなっていますが、彼からのメッセージの数々は、真のインスピレーションです。

私が音楽家として曲を作る時は、チョプラ博士のことを考えています。それは私のファンのために、自分の作品が音楽を超越するよう切望しているから。

大志を抱くようなインスピレーションや、チョプラ博士の7つのスピリチュアルな法則が、皆の人生に影響するように。

そして私生活においてチョプラ博士は驚くほど素晴らしい友人です。

彼はいつも私がファンに奉仕し、ビジョンを実現し、運命をまっとうするよう思い出させてくれるのです」

この話を聞いた時は、彼女の数々の作品がチョプラ博士の影響を受けて生み出されていたとは……と驚いたものでした。

一世を風靡《ふうび》したオリビア・ニュートン＝ジョンは、乳がんを患った困難な時期にチョプラ博士の著作に助けられ、中でも「Seven Spiritual Laws of Success」（『富と成功をもたらす7つの法則』角川文庫）で紹介されている7つの法則を実践した結果、オリビアは「Grace and Gratitude」という癒しのアルバムを制作しました。さらにはオリビアが主演し、チョプラ博士が監修するという形で、『富と成功をもたらす7つの法則』はドキュメンタリーとして映画化されました。

日本でも2014年に『富と成功をもたらす7つの法則』の日本語版DVDがTSUTAYAから発売されています。そのDVDとセットになっている「内なる神を知る　～奇跡に満ちた魂の旅へ～」には、マドンナがサウンドトラックに「shanti/ashtangi」という楽曲を提供。そればかりか女優のデミ・ムーアとともに「ディーパック・チョプラ&フレンズ」として、「A Gift Of Love」というタゴールの詩の朗読に参加していたりもします。

ここで紹介したのはほんの一握りの方たちですが、誰もが知っている世界のトップアーティストたちが、瞑想のパワーを、大いに活用しているだろうことを垣間見ることができます。

「収入アップ」「昇進」「家庭円満」
瞑想で人生を変えた人たちの体験談⑦

> ▼講演家、メンタルアーティスト(30代・男性)
> 「自分らしく生きていく自信がつき、今までにないステージで活動できるようになった」

「瞑想」と聞くと、どんなイメージをお持ちでしょうか?

僕は、最初はあまり良いイメージを持っていませんでした。なぜなら、「目に見えないこと」だからです。目に見えていることなら、信用でき信憑性も高いと思っていましたので、こういった目に見えないことは信じ難かったのです。

しかし、やってもみずに疑うこともしたくなかったので、瞑想の本を読んでみたり、体験してみました。自分なりにトライしてはみたものの、やり方がこれで合っているのか? 瞑想中に何も見えてこないし、特に何も感じない。これって本当に意味があるのだろうか? と疑問に思っていました。

そうした最中に出会ったのが「原初音瞑想」でした。講座の冒頭から驚きでした。瞑想中に何か見えたり、聞こえたりするのではなく、「日常生活がどのように変化するかが大切」ということでした。

確かに、瞑想中に何かが見えたり聞こえたりしたとしても、日常生活が変わらなければただの夢物語なのかもしれません。

1日24時間の中の、瞑想をする朝夕30分、計1時間はけっして短い時間ではないかもしれません。でも、1日の過ごし方を振り返ってみると、かなりどうでもいい無駄な時間もあることに気づきました。

そうした時間を、自分や周りの人たちへのさらなる幸せを創り出すための投資と考えた時、瞑想をする1時間がとても大事な時間だと思えたのです。

早速試してみました。瞑想をはじめた頃は、自分自身がリラックスして心地の良い時もあれば、30分という時間に耐えきれず、イライラしはじめたりしました。しかし、そうしたいろいろな感情が出てくることで、心身がデトックスされていくように感じました。

その後さらに続けていくと意外な変化が訪れたのです。それは、自分自身の変化もありながら、周りのとの関係性にも変化が出てきたことです。

自分自身の変化としては、コントロールできることが増えたことです。社会の中で生きていると、環境や相手を自分ではコントロールできないこともあります。そういう時こそ、自分でコントロールし、自分らしく生きていける自信がつきました。時に熱く、時に冷静に、さらに物事を深く見られるようになりました。

また、瞑想をはじめてからの引き寄せが半端ないんです。家族との関係性もますます良くなりましたし、ご縁をいただく方々が、とんでもない方々ばかりなのです。

瞑想をはじめる前はまったく想像できなかったステージやご縁をいただくことが増えてきました。

もちろん、瞑想だけでなく、様々な要因が重なっているとは思いますが、その一番の要因は瞑想を続けていることだといっても過言ではありません。

瞑想をする時としない時の日常生活が違い過ぎて、やらないという選択ができなくなりました。「原初音瞑想」恐るべしです！
瞑想を知ることができたことに日々感謝をしています。

「収入アップ」「昇進」「家庭円満」
瞑想で人生を変えた人たちの体験談⑧

▼ダンスインストラクター（40代・女性）
「はじめた頃の純粋にダンスを楽しむ気持ちが戻り、新しいチャンスが増えた」

私は踊り手として、心と身体には密接な関係があるという考えをずっと持っています。それだけに以前から瞑想にも大変興味があり、ヨガ教室にも参加してみたりしましたが、残念ながら、その時は意味も方法も理解できませんでした。これは瞑想専門の先生から学ぶしかないと、原初音瞑想講座を受講するに至りました。

体験は２０００円と気楽に参加できるのも良かったです。

先生は12年間ＩＴ企業にお勤めだったという元キャリアウーマンで、瞑想家のチョプラ氏の本を3週間で翻訳してしまう才女。

体験当日は、にっこり笑顔で迎えてくださり、エレガントなのに気さくで、地に足が着いた考えもお持ちで、やっと求めていたものに出逢えた気がしました。

もともと私は、スピリチュアルなことに大変興味がある一方で、かなり現実主義的なところもあり、魔法をかけられたような、その時だけ何となく気持ちがいい、一時的な現実逃避のようなことには興味がなかったからです。

原初音瞑想は、そんな私の現実生活に様々な変化をもたらしてくれました。

日常的な些細なことを例に挙げるとキリがありませんが、焦ったりすることが少なくなったと思います。

もう絶対に間に合わないはずなのに、電車の乗り継ぎがうまくハマり間に合ったり、駐車場を探しているとちょうどいい所に1台だけ空きが出たり。

それは、何か特別なすごいことが起きたわけではないですし、私に超能力が備わったわけではありません。

私が私とつながることに合わせて、ごく自然に、人、物が引き寄せられてくるように感じます。後から考えると、奇跡のようにありがたい出来事もたくさんありました。

瞑想をはじめる前の私は、踊りのテクニックにこだわり、姿形にこだわり、うまくできないと自分を責め、苦しんでいました。

上達が目的であり、その時その時を楽しんで踊っていたのかは疑問です。楽しいから踊り、踊ることでまた心が元気になっていくという一番大切なことを忘れかけていた気がします。

瞑想を通し、踊りはじめた頃の、純粋に踊りを愛する気持ちを思い出すことができました。踊り続ける意味がはっきりしてきたことから、近くに集まってくる人たちも踊る場面も変わってきました。踊りのジャンルを超え、国境を超え、たくさんの機会をいただくようになりました。

最近、踊りの仕事で忙しく、大好きな旅行の機会が少なくなってしまいましたが、自分の中を旅することは世界旅行より大きな旅かもしれません。

瞑想を通し、身体の中を旅し、より深く自分の身体や心に意識を向けることができるようになったように思えます。

PART 4

1分、5分、10分、20分 時間別「瞑想法」

Meditation practice
by length - 1, 5, 10, 20 min

POINT

1分からできる！感謝、引き寄せ、ヒーリング効果があなたの仕事や人生を激変させる

それでは、世界のエリートたちが活用している瞑想を、皆さんも簡単に取り入れられるよう、時間別にご紹介していきます。

1分コースから20分コースまでは、チョプラ博士がアメリカのテレビ番組や、新聞のコラム、ファッション雑誌・ビジネス誌などで伝えているもので、一般の方々に広く実践されている瞑想法です。

ぜひ瞑想を日課にして、日常でその効果を味わってみてください！

たった1分で感謝の気持ちに包まれる

もしあなたが忙し過ぎて、椅子に腰掛けてゆっくり目を閉じる時間が1分しか取れないとしたら、1分コースから試してみてください。

1分コース 「感謝の想起」インストラクション

楽な姿勢で座り、目を閉じてください。手は自由に、楽な形で膝の上に置いてください。手のひらは天井に向けます。

目を閉じたら、自分の意識を胸の中央に向けてください。「ハートチャクラ」と呼ばれる第四チャクラの中心です。

胸の中央に意識を向けたまま、「感謝の気持ち」を感じていきましょう。

感謝の気持ちを感じるには、すでに与えられている物事や状況、ありがたいと感じていることをひとつひとつ思い浮かべてみてください。

ありがたいと感じていることがひとつでも構いません。思い浮かべ、感謝の気持ちをじっくり味わいましょう。

1分なんてあっという間かもしれませんね。

時間に余裕がある時は、ありがたいと感じていることが思い浮かばなくなるまで、目を閉じたまま感謝の想起を続けてみると良いでしょう。

感謝の気持ちを味わっている間、あなたの社会的に作り上げられたセルフイメージは消え去り、純粋なあなたという存在に戻っていきます。

自ら作り出した様々な制限から解放されていきます。制限から解放されることに

よって、あなたの無限の可能性が開いていくようになります。

そして、あなたが感謝の気持ちを経験すればするほど、あなたがもっと「ありがたい」と感じるような出来事を引き寄せてくることでしょう。

たっぷり時間があるようであれば、1分間の感謝の想起をした後に、次に紹介する「引き寄せの瞑想」にトライしてみましょう。自分自身に3つの質問をし、そのまま10分コース（127ページ）または20分コース（131ページ）の瞑想を行います。あなたの願いを実現する「引き寄せの瞑想」になります。

「引き寄せの瞑想」インストラクション

自分の胸の中心に意識を向けたまま、心の中で次のように問い掛けてみてください。

「私の欲しいものは何？」

胸の中心、自分のハートから返ってくる答えに耳を傾けてください。

目を閉じたまま、心の中でもう一度、自問します。

「私の欲しいものは何？」

ハートから返ってくる答え、思い浮かぶ言葉やイメージに注意を払ってください。

そして今度はこのように自問しましょう。

「この人生において、私が本当に望んでいることは何？」

3回目の問い掛けを終えたら、すべてを手放します。特定の答えを得ようとせず、大いなるものにすべてを委ねる感覚を味わってください。

委ねるイメージを描けたら、10分コースまたは20分コースの瞑想を続けます。

5分コース（鼓動を感じる）

5分程度時間が確保できるなら、鼓動を感じる「ヒーリング瞑想」をしてみましょう。

5分コース 「ヒーリング瞑想」インストラクション

楽な姿勢で座り、目を閉じてください。手は膝かももの上に、手のひらを上に向けて置き、指は自然に開いた形で力を抜きます。

目を閉じたら、自分の意識を胸の中央に向けてください。楽に呼吸をしながら、意識全体で自分の鼓動を感じてみましょう。

鼓動の感じ方は、鼓動の音でも、身体の感覚でも構いません。「どのように感じるべき」という考えを手放し、ただ、鼓動を感じてください。

音や身体の感覚で鼓動を感じることができたら、次にあなたの意識を手の指先に向けていきましょう。目は閉じたまま、両手がどこにあるかを感じて、意識を指先に持っていきます。そして鼓動を指先で感じてみてください。

指先で鼓動を感じることができたら、意識を再び胸の中心に戻し、心の中で次の4つの言葉を繰り返します。

「平和」「調和」「笑い」「愛」

瞑想中は、「マントラ」という意味のない音を心の中で繰り返すとお話ししましたが、「平和」「調和」「笑い」「愛」という4つの言葉は、「スートラ」という意味のある言葉の一部です。胸の中心であるハートチャクラを意識しながら心の中で唱えるスートラで、癒しの効果があります。

目を閉じたまま、口を動かさずに、この4つの言葉を心の中で1分間ほど繰り返したら、自分の身体の癒したい所に意識を向けてください。

何かをイメージする必要も、スートラを唱える必要もありません。ただ意識をそこに向けてください。身体の各箇所に意識を向けることによって癒しがもたらされます。

また意識を胸の中心に戻し、４つのスートラを心の中で1分間ほど繰り返します。

「平和」「調和」「笑い」「愛」

ここまでで5分ぐらい経過しているでしょう。時間に余裕がある場合は、1分コースの感謝の想起を行うとさらに効果的です。

胸の中心に意識を向けたまま、もう1分間、感謝の気持ちを感じます。

あなたに、すでに与えられている物事・状況や、ありがたいと感じているすべてのことを思い浮かべ、感謝の気持ちを味わいましょう。

もう一度、感謝の気持ちを味わって、身体をリラックスさせたら、ゆっくり目を開けてください。

10分コース（呼吸を観察する）

10分程度時間を確保できるのであれば、呼吸を観察する「マインドフルネス瞑想」がお薦めです。

チョプラ博士が、新聞や雑誌などで一般大衆向けに瞑想を教える際に、最も頻繁に取り上げる瞑想法です。

「今この瞬間に意識を向ける」瞑想とも言い換えてもいいでしょう。

心が静まり、思考が途絶える瞬間、考えと考えの隙間（すきま）とも言われる「ギャップ」にアクセスしていき、静寂を経験する入口になります。

次に紹介する10分コースにもつながる手法です。

※「ギャップ」に関しては、30分コースの項で詳しくご説明します。

10分コース 「呼吸の瞑想」インストラクション

10分間ぐらい誰にも邪魔されない、なるべく静かな場所を選び、椅子や床に座ります。ソファーなどの場合、深く沈みこんでしまわないようにクッションなどを腰に当てて支えてあげると良いでしょう。

手は膝かももの上に、手のひらを上に向けて置き、指は自然に開いた形で力を抜いてください。顔を少し上に向けて目を閉じると、身体が無理なく自然に真っ直ぐな状態になることでしょう。

軽く目を閉じたら、一度大きく息を吸って、ゆっくり息を吐くと同時に、あなたの考えや呼吸に意識を向けてください。

そのままゆっくり、優しく、息を吸って、吐いて……。その呼吸と一緒に、あなたの思考も取り入れたり吐き出したりしてみましょう。

次に思考から意識をそらして、自分の呼吸を観察していきます。

呼吸を観察しているうちに、その呼吸にも変化があることに気づくでしょう。呼吸をするスピードが、速くなったり、遅くなったり、リズムが変わったり、呼吸の深さが変わるかもしれません。

どのように変わったとしても、あるいは変わらなかったとしても、ただ単に、その呼吸を観察してみてください。何も考えずに、息が出たり、入ったりする、その空気の流れを感じてください。

あなたの注意が呼吸からそれていき、考えが浮かんだり、身体の感覚に意識がいったり、周囲の音が気になったりしていることに気がついたら、そっと呼吸に意識を戻し、また呼吸を観察してください。10分間続けていきます。

◉ワンポイント・アドバイス

瞑想時間が長くなり過ぎないように、タイマーで時間を計りましょう。キッチンタイマーなどは使わないでください。心が静まり返っている瞑想の終盤に「ピピピピッ！」というような電子音が鳴るといつも以上に驚いてしまいます。最も適している音は、瞑想チャイムの「チ〜〜〜ン」という優しい響きです（読者限定プレゼントの音声ファイルでは、瞑想チャイム音で瞑想の終了を知らせています）。

また、スマートフォンのアプリで、「瞑想チャイム」や「瞑想タイマー」などのキーワードで検索すると、無料のアプリが見つかりますので、参考にしてください。その際に気をつけるといいことを次のワンポイント・アドバイスでご紹介します。

時間に余裕があれば、10分に限らず、15分〜20分ぐらいトライしても構いません。

20分コース（マントラを活用する）

瞑想に20分、時間を取れる場合は、マントラを取り入れてみましょう。

マントラは、非言語の意味のない音です。声には出さず、心の中で静かに繰り返し唱えます。

生年月日から割り出される一人ひとり固有のマントラもありますが、そうではなく、誰もが共通して使えるマントラもあります。それが、「so-hum（ソーハム）」と「ah-hum（アーハム）」です。

瞑想中に、心の中でマントラを繰り返していくと、考えがマントラを妨げ、マントラが考えを妨げる時があります。考えとマントラがお互いにお互いを消し合うのです。

この瞬間、あなたは「ギャップ」と言われる考えと考えの隙間に滑り込み、静寂を経験します。

それではマントラを使った瞑想を実践してみましょう。

20分コース「ソーハム」瞑想インストラクション

瞑想時間は20分です。

楽な姿勢で座り、手は膝かももの上に手のひらを上に向けて置き、指は自然に開いた形で力を抜いてください。顔を少し上向きにして軽く目を閉じたら、一度大きく息を吸って、ゆっくり息を吐き出しましょう。

そして「ソーハム」を、声に出さず、口も動かさないまま、心の中で唱えていきます。

「ソーハム」は、呼吸に合わせて唱えます。吸う息とともに「ソー」、吐く息ととももに「ハム」と心の中で唱えます。優しく、楽に、呼吸をしながら、「ソー」「ハム」と繰り返していきます。

マントラを唱えていても、考えが浮かんでくるかもしれません。考えが浮かんでいることに気がついたら、そっとまた、吸う息とともに「ソー」、吐く息とともに「ハム」と心の中で唱えていきます。

また、雑音などに意識が向いていることに気がついたら、また、吸う息とともに「ソー」、吐く息とともに「ハム」と心の中で唱えていきます。

このように、考えや雑音に注意がそれていることに気がついたら、意識を戻す場所としてマントラという音を利用します。

これを、瞑想タイマーが終了を知らせるまで続けていきます。

◉ワンポイント・アドバイス

スマートフォンのアプリを瞑想タイマーとして使う場合は、設定で「機内モード」にしてから瞑想をはじめるのがお薦めです。「機内モード」にすることで、電話やメール、メッセージなどが入らなくなりますので、瞑想中に着信音などで邪魔されることを防ぐことができます。

目覚ましアラーム機能を利用するのもひとつです。マナーモードに切り替えて、音を鳴らさず振動で知らせるようにしておけば、電子音で驚かされることもありません。

20分コース 「アーハム」瞑想インストラクション

先ほどの「ソーハム」は、呼吸に合わせて唱えるマントラでしたが、もうひとつのマントラ「アーハム」は、呼吸に合わせる必要はありません。自分の好きなスピードで、呼吸を気にせずに自分のペースで心の中で唱えます。

瞑想タイマーをセットしたら、楽な姿勢で座り、手は膝かももの上に手のひらを上に向けて置き、指は自然に開いた形で力を抜いてください。

顔を少し上向きにして軽く目を閉じたら、一度大きく息を吸って、ゆっくり息を吐き出しましょう。「アーハム」を心の中で唱えていきます。

「アーハム」でも「アハム」でも、「アー」「ハム」でも構いません。マントラは純粋な音または振動ですので、どれも同じことです。どのようなスピード・リズム・音程になっても構いませんので、声に出さず、口も動かさないまま、心の中で唱えていきます。

呼吸に合わせる必要はありません。優しく、楽に、マントラを繰り返していきながら、考えに捉われていたり、周囲の音に注意がそれていることに気がついたら、そっとマントラに戻ってください。

もしマントラが止まっていることに気がついたら、それは「マントラが止まっている」という考えが浮かんだということですので、また「アーハム」のマントラを繰り返していきます。

◉ワンポイント・アドバイス

瞑想中にマントラを使うようになると陥りがちなのが、マントラを一生懸命に唱えようとしてしまうことです。頭や身体に力が入るため、逆に疲れてしまうことでしょう。「優しく、楽に」マントラを繰り返すようにしてください。

「考えないようにしよう」と努力する必要もありません。瞑想中につらくなってしまったり、瞑想ができないと思ってしまう原因のひとつです。考えが浮かんでも構いません。考えが浮かんでいることに気がついたら、そっとマントラに戻ってください。

30分コース（原初音マントラを使う）

呼吸の瞑想や誰でも使える共通のマントラを使った瞑想は、だいたい長くても20分程度の瞑想時間が適しています。チョプラ博士もテレビや雑誌、書籍などで広く伝える際には、20分間の瞑想を薦めています。

ただし「原初音瞑想講座」を受講して、瞑想についての知識を身につけ、自分だけのマントラを授与された方は、1回につき30分間の瞑想を、1日に2回行うことが薦められています。

朝の瞑想は起きてすぐ、2回目の瞑想は夕飯前までに済ませることが最適です。

瞑想時間が30分間とされているのには理由があります。チョプラセンターでは、瞑想を実践している人たちを対象に大規模な実験調査を行いました。

その結果、ほとんどの人たちが瞑想をはじめて最初の20分間は、考えとマントラの間を行ったり来たりする、浅い状態に留まっているのですが、20分を超え、30分までの間に、ギャップに入っていくということがわかりました。

これは統計データですので、全員が毎回そのようになるというわけではありませ

ん。原初音瞑想は、できる限り30分間行ったほうがギャップに入る確率が上がり、深い静寂を経験する可能性が高まるということです。

ここで、ギャップについてお話ししたいと思います。

ギャップとは、とめどなく流れてくる思考と思考の隙間のことを指します。思考と思考の隙間、考えと考えの隙間であり、そこには考えがありません。「無」とか「空《くう》」とも呼ばれます。

チョプラ博士はギャップを「純粋意識」と言っています。

純粋意識は、「純粋な潜在力」「スピリット」「無限の可能性」とも同じ意味で、そこは「創造の源」であると考えられています。すべてのものは「無」から創造されていると考えます。

考えと考えの隙間、つまり、ギャップの中では、すべてのことが同時に起こっていてお互いに関連しています。

過去も未来も現在も、すべての人々、物事、まだ起こっていない出来事は、「すべて」同時に起こっていて、お互いに関連しているとされています。

そうした概念を利用して、瞑想前に自分の意図や願望を意識にのぼらせ、瞑想中は意図や願望を手放し、ギャップにアクセスしていきます。するとギャップの中で、すべての人々や、物事や、まだ起こっていない出来事と、意図や願望が結びつき、シンクロニシティが起こるようになってくるのです。

原初音瞑想は瞑想中にインスピレーションを得たり、神秘的な体験をすることが目的ではありません。瞑想中に何かしらの効果を期待したり、ある特定の状態になるよう努力するのではなく、日常生活に無限の可能性を持ち帰り、人生を充実させることにフォーカスしています。

◉ワンポイント・アドバイス

「ソーハム」「アーハム」などのマントラを使った瞑想や呼吸の瞑想については20分を目安に。原初音瞑想のマントラを持っている方や、瞑想会などインストラクターやファシリテーターがいる場合は30分間が目安です。

原初音瞑想のような純粋意識につながる深い瞑想を30分以上行うことは控えたほうがいいとされています。30分を超えて、40分、50分、1時間……と瞑想してしまうと地に足が着かない状態になってしまい、ぼーっとして、日常生活に支障をきたすと言われています。

「収入アップ」「昇進」「家庭円満」
瞑想で人生を変えた人たちの体験談⑨

▼サウンドプロデューサー（30代・男性）
「アイデアが浮かびやすくなり、創造性を発揮できるようになった」

私は学生時代に音楽を生業（なりわい）としようとしていましたが、諦（あきら）めてＩＴ業界に入り、骨を埋める覚悟で働き、音楽のことはすっかり忘れていました。入社数年で心身を壊してしまい、休職を余儀なくされることとなりました。その時に出会ったのがチョプラ博士の本であり、「原初音瞑想」でした。

それまでは思考や感情の落ち着く暇がなかったのですが、瞑想の時間を持つことで、空白が生まれました。空白の時間を持つことで忘れていた願望や直感が少しずつ、連れ戻されるような気がしました。

そうした中で、漠然と感じたのが、もう一度音楽をやってみたい、ということでした。売り払ってしまった音楽機材を少しずつそろえはじめて、細々と、リハビリの時間がはじまりました。

しばらくして、コンテストで賞をいただき、これをもう一度生業にしようと決心し直しましたが、人脈や交友関係はそれまでと変わらないままでした。仲間が欲しいと思っていたところ、あるきっかけでDJの学校の存在を知り、早速入学しました。そこから、音楽を愛する仲間ができ、いろいろと経験を積ませていただきました。そして、予想もしなかったシンクロとしか思えない偶然の出会いや出来事もあり、サウンドプロデューサーとして確立し、今に至ります。

以前は、頭で考えて何でも解決しようとしていましたが、ある領域でそれを諦めて、目に見えないもっと大きなものに任せようと、考え方が変わりました。

そうやってスペースをつくることで、直感やアイデアが浮かびやすくなったと思います。瞑想はクリエイターにとって最高のツールだと思います。

心を穏やかに保たないと創造性が発揮できない場面は多々あると思いますが、瞑想をしている時は、日常でそういったシチュエーションも乗り越えやすくなりますね。
瞑想に出会えたことに、ただただ、感謝です。

「収入アップ」「昇進」「家庭円満」
瞑想で人生を変えた人たちの体験談⑩

▼領事館スタッフ、通訳（40代・女性）
「自分を強く縛っていた無意識の思い込みに気づいたことで、自分の可能性が広がっている」

最近、趣味の欄に瞑想と書くようになりました。

1年前、「原初音瞑想講座」を受講してからはじめた瞑想は、少なくとも朝の1回はするようにしています。瞑想するのとしないのとでは、その日の精神状態がまったく違うので、毎日の瞑想は欠かせないと思うようになりました。

瞑想講座を受ける前は、せっかく瞑想する機会があっても、誘導の通りに瞑想をすることができず、人と比べてしまい、自分のものにすることができませんでした。

瞑想の目的は「真の自分を知ること」であり、「考え」は絶えず湧いてくるもので す。

自分を無にするためにそれと戦う必要はまったくありません。瞑想中に思考している自分に気づいたら、そっと呼吸やマントラに戻れば良いだけ、と講座で教わりました。何の気構えも制約もなく、その時の自分そのままで瞑想すればいいということが、気持ちを楽にしてくれました。

講座の後は21日間、瞑想の記録をつけたことで、瞑想が習慣となりました。瞑想をはじめてからは、起こる出来事のひとつひとつを思い煩うことが減りました。

気持ちの切り替えが早くなった結果、仕事では集中力と効率が上がり、前向きに取り組めることが増えました。

1年前の講座ノートを読み返すと、心境も大きく変化していることに驚きます。1年前の希望であった転職も、最近、自然な形で実現しました。

何よりもありがたいのは、自分自身を穏やかな気持ちで見つめ、受け入れられるようになったことです。自分を強く縛っていた色々な無意識の思い込みがありましたが、瞑想のおかげでそれらに対峙《たいじ》するチャンスが与えられたと思っています。

人間の身体は食べ物でできていると言う人がいますが、瞑想は魂に栄養を与えるのかもしれません。日々、揺れ動くマインドをリセットするためにも、毎日の瞑想はこれからも続けたいと思います。

PART 5

瞑想を
習慣化させるコツ

Tips to make meditation part
of your daily life

POINT

1日2回、「瞑想」で心を掃除する

ここまでご紹介してきたように、瞑想の効果は計りしれません。

定期的に瞑想を続けると、あなたの身体と心に、最適なスピードで効果が蓄積していきます。進捗《しんちょく》はその人その人によって異なりますが、それぞれが最も心地良く、適したスピードで進化していきます。

瞑想の効果をフルに味わうには朝晩2回の瞑想を毎日行うことです。とはいえ、なかなか続けられないという声も聞きます。

これまで、原初音瞑想講座を受講された皆さんと、1日に2回、朝と晩に30分ずつ瞑想をするための工夫をシェアしてきました。本書でも私たちの経験を分かち合いたいと思います。どうぞ習慣化する際のヒントにしてください。

瞑想の長さは、5分でも10分でも、あなたが確保できる時間だけで結構です。瞑想の効果に味をしめてきたら、自然に、もっと瞑想時間を確保したいと思うようになるでしょう。ただし、原初音瞑想講座を受講されていない方は最長20分までとしてください。原初音瞑想を実践している方でも瞑想は30分までにとどめましょう。

長く瞑想し過ぎてしまうと、日常において少しボーッとしたり、地に足が着かないような状態になってしまい、瞑想の効果をフルに味わえなくなってしまいます。必ず瞑想タイマーなどを使って時間を計ってください。

まずは、なぜ1日2回の瞑想が効果的なのかお話しします。

瞑想は、マインドと言われる「思考」や「感情」を定期的に掃除するようなものです。マインドは「心」と言い換えてもいいでしょう。

寝ている間も、私たちが「覚えている／いない」にかかわらず、夢を見ている時間は、心が活動して思考や感情を蓄積していきます。自分の心が思考や感情でいっぱいになってしまっていると、無限の可能性が入ってくる余地がなくなり、パターン化された思考や感情がグルグルと繰り返している状態になります。パターン化された思考や感情とは、あなたを「制限」しているものなのです。

朝の瞑想で、寝ている間に心に蓄積された思考や感情を掃除することによって、無限の可能性が入ってくるスペースを空けることができます。あらゆる選択肢がオープンになり、創造性やインスピレーション、シンクロニシティなどの瞑想効果を、日常で味わえるようになるでしょう。

1日活動していれば、いろいろ考えたり感じたりしますので、また心が思考や感情でいっぱいになってきます。それらを夕方から晩にかけて、掃除することによって、再び無限の可能性が入ってくるスペースを空けるのです。

もちろんその時点で1日の疲れが取れてリフレッシュし、寝るまでの時間が充実したり心地良く過ごすことができますし、思考や感情が掃除された状態ですので、スムーズに入眠できたり、睡眠の質も良くなるでしょう。瞑想によって睡眠ホルモンのメラトニンが上昇することも実証されています。何より、翌日の物事がスムーズに流れるようになります。その効果に気づくと、1日2回の瞑想が欠かせなくなるでしょう。朝晩の歯磨きと同じような感覚で、瞑想が習慣化できることと思います。

なお、瞑想は空腹時に行うことが薦められています。食事はだいたい2~3時間かけて消化されますが、食べ物が胃の中にある間、身体は非常に動的な状態にあります。そうした時に瞑想で静寂に入ろうとしても、落ち着くことができません。瞑想は、消化活動が終わっている状態で行いましょう。

もちろん夕食の直前でなくても構いません。「2回目の瞑想」のタイミングは、朝の瞑想から7~8時間ぐらい空いていることもひとつの目安ですので、午後で胃が空っぽのタイミングであればいつでもOKです。

なお、「毎日同じ時間に瞑想しなくてはならない」ということもありません。もちろん毎日同じ時間に瞑想できる環境にいらっしゃる方は、それが望ましいとは思いますが、2回目の瞑想は「午後で胃が空っぽのタイミング」を見計らってください。

「夜の瞑想は寝る前にするもの」と思っている方が多くいらっしゃいますが、原初音瞑想のような純粋意識にアクセスする深い瞑想は、瞑想後は意識が覚醒してしまう可能性が高く、睡眠が浅くなったり、夜中に途中で目が覚めてしまったり、目は覚まさないけれどハッキリした夢を見たまま朝を迎えて眠れた気がしない、ということがあり得ます。そのことを踏まえた上で、2回目の瞑想時間を設定しましょう。

2回目の瞑想は、

- 朝の瞑想から7~8時間空いている
- 胃が空っぽの状態
- 入眠前は避ける

がポイントです。

「仕事が終わった時」「帰宅した時」など切り替えのタイミングもいいですね。主婦の方なら「買い物をして帰宅した時」「夕飯の支度をはじめる前」に瞑想ができたら最適ですし、家族に夕飯を食べさせて自分は瞑想してから食事、というようにしている方も多くいらっしゃいます。

①スケジュールに組み込む

朝の瞑想は、起きてすぐがお薦めです。チョプラセンターでは、朝起きて、トイレに行って用を足し、コップ一杯の水か白湯《さゆ》を飲んでから、瞑想することを推奨しています。朝起きたら、①トイレ、②水、③瞑想の3拍子ですね。

瞑想の前に顔を洗ったり、歯を磨いたり、シャワーを浴びたり、と身を清めてから瞑想をしてもいいと言われています。

ヨガに取り組んでいる方は、一連のヨガのポーズを行った後に瞑想をすることが多いようです。ヨガよりも瞑想をメインにしているチョプラ博士の場合は、朝起きたらまず瞑想を行い、その後にヨガや運動をしています。どちらが先という決まりはありません。

別の用事を優先している間に、家族が起きてきて静寂が保てなくなるといったようなこともありますので、朝起きたらトイレに行って、お水を飲んで、瞑想、の3拍子はお薦めです。

夜勤など、シフト制の勤務形態で朝と夜が逆転してしまうような環境にいらっしゃる方は、朝と晩の瞑想をどのように捉えたら良いかというと、寝て、起きた時が「1回目の瞑想」、仕事が終わった時が「2回目の瞑想」というように、午前や午後といったことは関係なく設定してください。

夜勤や仕事で疲れ、瞑想するよりも睡眠欲が勝っているような場合は、迷わずに寝てください。充分な睡眠を取ることは非常に大事です。グッスリ寝て、翌朝の瞑想をバッチリ行うのもひとつの手です。

②瞑想できる場所は意外と多い

瞑想を日課にされている方々は、家や職場以外でも瞑想に適した場所をいくつか押さえています。

飛行機の中

飛行機などは常に「キーン」と大きなエンジン音が鳴っていますが、常時鳴り続けている騒音は、徐々に気にならなくなっていく性質があります。放送終了後のテレビから流れるザーッという音は、ホワイトノイズと言われ、集中を阻害するのではなく、むしろ集中力を高めると言われますが、機内のエンジン音にも同じような作用があります。

飛行機では全員が進行方向を向いて座っていて、個人のスペースが確保されていますし、人目を気にすることなく瞑想できるでしょう。

飛行時間の長さにもよりますが、離陸してドリンクサービスがはじまるまでの間や、食事をする前の空腹時に瞑想するようにしましょう。

長距離列車

新幹線などの長距離列車も、瞑想しやすい場所のひとつです。もし座席が向かい合わせになっていて前に人がいる場合は、天井に向けた両手のひらの上に、荷物を置いて座っていれば、寝ているように見えるので、視線を感じずに瞑想できると思います。

電車の中

通勤電車などでも、まとまった時間座っていられる場合は、長距離列車などと同じように瞑想できるでしょう。けっして立ったまま瞑想はしないでください。

停車駅が多い場合、次の駅のアナウンスがその都度流れるので、呼吸やマントラに意識を戻すのが忙しいかもしれませんが、1日2回の瞑想がまったくできないよりはずっといいです。

天井に向けた両手のひらの上に、荷物を置けば、他の人からはリラックスしているように見えて、視線を気にせずに済むでしょう。

車の中

もちろん車の運転中は瞑想しないでください。誰かの運転で同乗している時は、電車と同じ要領で瞑想できますし、駐車している車の中は、静寂が保てますので瞑想するのに適しています。

歩道沿いに駐車していたり、人通りがある場合は、運転席・助手席のサンバイザーを下ろしておくと、人の視線を避けることができます。

運転中にエアコンをつけておき、駐車後、エンジンを切ってすぐに瞑想をはじめれば、エンジン音に邪魔されることなく、車内の涼しさや温かさがしばらく保てるのでお薦めです。

また、冬はさらに膝かけや毛布など、保温グッズを常備しておくと便利です。

オフィス(会議室、休憩室、トイレ)

職場環境はそれぞれですが、夕方、定時を過ぎると、「会議室が空いている」「休憩室の利用者がいない」「複数の個室があるトイレで、利用者も少ない」といった状況に応じて場所を選び、瞑想している方が結構いらっしゃいます。

残業手当が出ない勤務体系であれば、勤務時間を過ぎた後にデスクで目をつぶって休憩していても、問題はないはずですので、勇気のある方はぜひチャレンジしてみてください。

男性なら、腕組みをして目を閉じ、呼吸の瞑想やマントラを使った瞑想をしてみると、考え事をしているように見えるかもしれません。椅子の背もたれに寄りかかると寝ているように見えてしまいますので、身体は真っ直ぐを保つようにしてください。

女性なら、両手の肘から手の甲までをデスクの上に置き、手のひらを若干上向きにしたぐらいで瞑想をしてみると、寝ているようには見えません。何をしているのか聞かれたら「ちょっと目を休ませています」などと答えても良いかもしれません。

最近は、「瞑想」という言葉がずいぶん一般的にも広がってきたようで、興味を持っている人や瞑想を体験したことがある人もとても増えています。ですから、瞑想をしていると話しても、すんなり受け入れてもらえることもあるでしょう。

デパート(トイレの近くの休憩スペース)

デパートのトイレの近くに、椅子が並んでいるスペースがありますね。ここは瞑想の穴場です。出かける予定があって、家や職場にいることができないような時に瞑想をするのに良いでしょう。

喫茶店やファミリーレストランで目を閉じていると店員さんに起こされてしまうこともあるようですし、周りの人のおしゃべりも気になります。

それに比べてデパートのトイレの近くに座っている人たちは、待ち合わせだったり、疲れて座っていたりするだけなので、その中で目を閉じて瞑想していても、違和感がありません。

屋外での「瞑想」はNG

公園や森林、海辺や川辺などの屋外で瞑想したら気持ちが良いのではないか、と思われるかもしれません。チョプラセンターではなるべく室内で瞑想するようにと教えられます。屋外は室内よりも雑音が多いですし、虫などが気になるかもしれません。人が近づいてきた時は不安になったりしますし、直射日光は避けるべき、と言われています。

お風呂での「瞑想」はNG

お風呂で瞑想するのも、リラックスしてくつろげるイメージがあるかもしれません。1分コースや5分コース程度の瞑想であれば湯船につかった状態で行っても大丈夫ですが、10分〜30分の長めの瞑想に関しては、チョプラ博士は、体温の変化が激しくなるので控えるように言っています。確かに40度以上の熱めのお湯に心臓まで浸かっている場合は、のぼせてしまうでしょう。

「38度位のぬるめのお湯で、半身浴だったらどうだろう?」と思って実験してみたことがあります。すると、半身浴は15分〜20分ぐらいで汗がたくさん出てくるので落ち着かなくなり、瞑想には適していないことを実感しました。足湯でも同じでした。入浴は入浴、瞑想は瞑想として時間を取りましょう。

③主体的に取り組めるよう気楽にはじめる

ここまでにお伝えしてきたように、朝晩の歯磨きをするように、いつでも、どこでも良いので、1日2回の瞑想をしていきます。それでも「瞑想をやらなければ」と、宿題やタスク、修行のように捉えてしまうと、気が重くなったり、できなかった時に罪悪感を持ってしまいます。

そのような重い気持ちで取り組んでいると長く続かなくなってしまいますので、「日常で瞑想の効果を味わうために時間を投資している」「気持ちが良いからやっている」「自分がやりたいからやる」というような、主体的かつ気楽な感覚で瞑想ができるといいですね。

瞑想する時間を取りにくい、時間が取れないというのは、価値を実感していないからです。日常で得られる瞑想の効果に味をしめてしまえば、自然に瞑想をしたくなり、時間を作れるようになります。そうして日常のスタンダードが上がってしまうと、瞑想をはじめる前の状態に戻りたくなくなるので、後は楽に瞑想ができるようになるでしょう。

逆に最初の頃は瞑想をしていたけれど、「急に仕事が忙しくなってしまった」「家族のサポートが大変になってしまった」など、何かしらの理由で瞑想をしなくなってしまった、ということもあるでしょう。それでも、また瞑想の効果を日常で味わいたいと思えば、いつでも再開することができるのです。

④瞑想ツールを装備する

いつでも、どこでも、気軽に瞑想を行えるよう、瞑想ツールを装備しておくのも習慣化を助けてくれます。

瞑想タイマー

10分コースと20分コースのワンポイント・アドバイスでも説明していますが（本書の130ページと134ページをご参照ください）、瞑想時間が長くなり過ぎないように時間を計る瞑想タイマーを携帯しましょう。キッチンタイマーなどではなく、スマートフォンのアプリや目覚ましアラーム機能などを利用できます。

瞑想タイマー代わりの音声ファイル

瞑想の終了時刻が来たことを知らせてもらうのに最も適している音は、瞑想チャイムの「チ～～～ン」という優しい響きです。

読者限定プレゼントとして、本書の1分コース、5分コース、10分コース、20分コースの誘導の音源を用意しました。瞑想チャイムで終了を知らせる音声ファイルがダウンロードできるようになっています。

ダウンロードサイトでは、音声ファイルはスマートフォンでも再生できるようになっていますが、一旦パソコンにダウンロードしてから楽曲ファイルと同じ要領でスマートフォンにコピーするなどの手順を踏めば、インターネット接続がない環境でも再生できるようになります。

腰当てクッション、膝掛け、座禅布団

瞑想をする場所に、腰に当てるクッションや膝掛けなどを用意しておくと良いでしょう。真冬は暖房機器のタイマーなどを利用して、起床する少し前から部屋を暖めておくとスムーズです。

真夏でクーラーをかけないと暑い時期には、逆にショールやバスタオルなど、何か羽織るものを用意しておくと瞑想中に寒くなり過ぎるのを防ぐことができます。寒くなったら羽織るのではなく、瞑想開始時から掛けておくと、中断せずにいられます。

床や畳の上で軽く胡坐《あぐら》をかいて瞑想したい方は、座禅用の座布団（座禅布団とか坐《ざ》布《ふ》と呼ばれているもの）があると、より楽に座っていられるようです。

⑤家族に宣言して協力を得る

家族に内緒で瞑想をはじめようとする方は多いのですが、同居の場合、あらかじめ言っておかないと瞑想中に話し掛けられたり、部屋に入ってこられたり、大きな音でテレビを観られたりして、邪魔されてしまうことでしょう。

もし「瞑想する」とは言いにくい場合は、「静かな時間を毎日持つことにした」と話すのはどうでしょうか？　「お静かに」というようなプレートを部屋の外に掛けておいたり、「この時間は静かにしているから」とあらかじめ伝えておきます。きちんと話せば、意外と協力してくれるものです。

小さな子どもでも、丁寧に説明すれば、何回かしているうちに理解してくれます。犬や猫などのペットにも、真面目《まじめ》に言い聞かせ、瞑想している間に飼い主が相手にしてくれないとわかれば、静かにしていてくれるようになるでしょう。瞑想をはじめる前にエサをあげたり、散歩に連れて行ったりという考慮も必要ですね。

⑥願望実現のための投資時間と考える

20分コース、30分コースは、瞑想をはじめる直前に願望リストに目を通しましょう。

前述しましたが、瞑想中にアクセスしていく考えと考えの隙間《すきま》（ギャップ、純粋意識）の中では、すべてのことが同時に起こっていてお互いに関連している、創造の源だからです。

普段は自分の願望をすべて意識しているわけではないと思いますが、瞑想の直前に自分の意図と願望の一覧に目を通すことによって、それらを意識にのぼらせることができます。138ページでお話ししたように、瞑想中には純粋意識にアクセスしていくわけですが、その際に自分の意図と願望の種をまいていることになるのです。

すべてのことが同時に起こっていてお互いに関連している、創造の源にその種がまかれますので、願望がそれ自身を実現しようとして自然に育っていきます。そして日常のシンクロニシティという形で、その願望を叶えるために必要な人や仲間と出会わせてくれたり、出来事を引き寄せてくれたり、ということが起こってくるのです。

そのような奇跡的かつ楽しい方法で願望を叶えるために、朝晩、創造の源に自分の意図と願望という種をまいて、水をあげて、雑草（思考）を抜いてあげたり、育てている時間なのです。けっして無駄な時間ではなく、とても貴重な時間の投資だということが認識できるでしょう。

⑦瞑想を記録する

毎日簡単な瞑想日記をつけてみましょう。1日2回の瞑想を「開始した時刻」「長さ」「場所」「瞑想中の経験」と「日常での経験」を、ごく短くでいいので記録します。

瞑想と日常の出来事（あるいは自分の感情などの精神状態）との関連性に気づきやすくなるでしょう。シンクロニシティが起こっていることにも気づきやすくなることで、すぐに行動を起こしていけるようになると、魔法のような奇跡的な展開なども味わえるようになってくるでしょう。

瞑想をしなかった時も、「日常での経験」を記録してみてください。瞑想と日常の関連性に気づくと、瞑想へのモチベーションが上がるでしょう。

⑧新月・満月のパワーを取り入れる

新月と満月は、月と地球と太陽が直列するタイミングです。引力が最も強く、潮の満ち引きも最大の「大潮」になります。人間の脳神経も、月の引力によって張りつめて直感が冴《さ》えたり、宇宙とのつながりも最も強くなると言われます。実際、満月の夜は交通事故が多いとか出産が相次ぐなどといった説もあります。

新月の日に願い事をすると叶うという話があります。瞑想に願望リストを取り入れている場合は、新月の願い事と瞑想を合わせるといいかもしれません。

新月の願い事は、新月になった時刻から8時間以内に行うのが良いと言われています。朝と晩の瞑想のどちらか、新月になった瞬間から近いほうの瞑想タイムに、願望リストを改めて書き出してみて、それから瞑想に入ると良いでしょう。

「新月の願い事」にはいろいろな方法がありますが、新月の日に改めて書く願い事は「比較的、短期間の願い事にフォーカスしてみる」「願い事は多くて10個までにしておく」ことをお薦めします。

一方、満月の日は願い事ではなく感謝の念を送ります。月が満ちる時刻の前でも後でも良いので、朝と晩の瞑想のどちらか、月が満ちる時刻に近いほうの瞑想タイムに、感謝の想起をしてから瞑想に入ります。

具体的な方法は、直近の1～2か月を振り返って、「叶ったこと」「できるようになったこと」「もたらされた物や出来事や出会い」などをリストアップして書き出し、眺めてありがたいと感じてから瞑想に入ります。もちろん、さらにいつもの「意図と願望のリスト」に目を通してからでも良いでしょう。

毎日コツコツ行い、日常での効果を楽しむ瞑想ではありますが、新月と満月のパワーと合わせて相乗効果を味わったり、メリハリをつけることで瞑想の楽しみを増やすことができます。

新月と満月の日時を調べて自分のスケジュール帳に記入しておきましょう。インターネットで「新月　満月」などのキーワードで検索すれば情報が出てきます。

⑨仲間と一緒に瞑想する

瞑想は、一人で行うものだというイメージがありますが、瞑想を実践する人たちと一緒に、できるだけ大勢で瞑想するのを好む人も多くいます。

一人で行うよりも、複数で行うと、瞑想が深くなることが多いからなのです。他の人と一緒に瞑想すると、私たちは「結束」のような、ポジティブなエネルギーを生み出し、良いエネルギーを共有するようになると言います。私も職業柄、いろいろなメンバーと一緒に瞑想をしていますが、どんなメンバーで瞑想しても必ず、一人で瞑想するより深くなることを経験しています。

瞑想後の日常でも、大勢で瞑想した時のほうが効果が大きいという研究結果が出ていますので、機会があれば、グループ瞑想に定期的に参加すると良いでしょう。

原初音瞑想講座の修了生のうち、瞑想ファシリテーター認定講座を修了し、各地で瞑想会が開かれています。ぜひ、お近くの瞑想会を探してみてください。グループ瞑想の深い静寂とパワフルさを味わっていただけることと思います。

また、グループ瞑想は遠隔で行うことも可能です。原初音瞑想講座の受講者の皆さんとは、週に1回、時間を合わせて遠隔でグループ瞑想を行っています。やはり一人で行う瞑想よりずっと深くなると好評で、皆さんできる限り時間を合わせて参加してくださっているようです。

原初音瞑想講座の受講者とは、フェイスブックで、私の夕方の瞑想時間を毎日シェアしていますので、タイミングが合う方はご一緒してくださっているようです。

原初音瞑想講座も受講していないし、瞑想会も通える距離にはないし、自分の周りには一緒に瞑想できる人がいない、という方はどうすれば良いでしょうか。

アイフォン、アイパッド、アンドロイドに対応している英語のアプリなのですが、

「Insight Timer」というものがあります。そのアプリを使うと、瞑想している人が今世界中のどこにいるかを知ることができます。ツイッターやフェイスブックとも連動していて、世界中で「今から○分間瞑想します」「今○分間の瞑想を終えたところです」という書きこみを見ることができるようになっています。

また、私が運営している瞑想ドットコム（www.e-meisou.com）のトップページに、瞑想コミュニティ用のフェイスブックページがリンクされています。

ぜひコミュニティに参加していただき、タイミングの合う瞑想仲間を見つけて、毎日でも遠隔グループ瞑想を楽しんでいただければと思います。

「収入アップ」「昇進」「家庭円満」

瞑想で人生を変えた人たちの体験談⑪

▼精神科医(60代・男性)
「自律神経が安定し、心に余裕が。タイムマネジメントがうまく機能するように」

瞑想が習慣化する前は、日々雑務に追われ、タイムマネジメントに苦慮していました。その上で朝夕30分の瞑想はとても無理じゃないかと思いましたが、不思議と習慣化しました。

以前にも瞑想にチャレンジしたことがあったのですが、その時続かなかった一番の理由は、朝夕30分という時間への囚われでした。その時も効果は感じていたのですが、長いと感じ、徐々に苦痛となり、遠のいてしまいました。

瞑想を再開してみると、初心者の私でも、次のようなことが体感できました。

本当の自分に目覚めはじめ、本当にしたいと思っていることがはっきりとするようになりました。無駄に過ごす時間が減り、行動的になって、やるべきことを後回しにしなくなりました。意識を鮮明にしておこうとして、晩酌の習慣もなくなりました。

朝30分の瞑想時間を確保するために起床時間が早くなり、睡眠の質も高まり、寝ている間にも無意識が仕事をしてくれるのか、起きた時に閃《ひらめ》くことが増えました。

自分がやらなくても、周りの人がやっていたりして、シンクロニシティが起こったり、仕事の効率が上がり、願望が実現化しやすくなっています。

今すぐ自分の気持ちが相手に伝わらずとも、お互いの間に橋を架けたと思えるようになり、いつかその橋のどこかで、お互いの魂が出会えるだろうと考えるようになりました。イライラすることや、怒りが長引くことが少なくなり、心に余裕ができたと思います。

夕食前30分の瞑想をすることで、胃腸を労《いた》わる気持ちが生まれました。過食がなくなり、身体に優しい食べ物を選び、時折のプチ断食も心地良くなって、健康体に近づいていると感じます。何より、自律神経が安定するので、とても気持ちがいいです。

こうした効果が顕著に表れているので、1日1時間の瞑想タイムを取っても、タイムマネジメントがうまく機能するようになりました。もう止められません。

瞑想を中断する前に実家の庭に植えた菩提樹《ぼだいじゅ》は、なかなか葉が付かず枯れるのではないかと心配していましたが、今年は青々とした葉っぱが付いてきました。今日は、その木の下で瞑想しました。

「収入アップ」「昇進」「家庭円満」
瞑想で人生を変えた人たちの体験談⑫

▼MC、ラジオパーソナリティー(30代・女性)
「慌ただしい毎日の中で、瞑想の穏やかな時間が私を本来の自分に戻してくれる」

瞑想はこれまでもしてきましたが、2014年の9月にディーパック・チョプラ博士が来日する際のセミナーや講演の司会を務めさせていただくことになった際に、準備として原初音瞑想をはじめようと思い立ち、講座を受講しました。

原初音瞑想のマントラを授与していただいて、初めてマントラを使って瞑想した時に、ある感覚を覚えました。それは生まれた時の光の粒子が源へ還っているのだ、ということでした。そしてその感覚は今でも続いています。

ですから私にとって朝晩30分ずつの原初音瞑想は、源から1日がはじまり、1日の終わりに源へ還る、というようなものなのです。

慌ただしい日常の中でセッティングされた瞑想タイムは「守られている」という安

堵《ど》感に包まれた30分で、せめてこの時間だけでも、と自然と呼吸を深くして、深海の心で波立つ感情を静観していると、穏やかでフラットな本来の自分に還っていきます。

故郷という還る港があるからこそ大胆な航海に出られるように、自分を形作っている粒子を源の原郷に還した後は「何事が起こっても喜べ」と手放し、委ねることができるのです。

空間と溶けあって自然の一部となり、いつでもどこでも自身の芯《しん》を感じていることにより、粒子の音叉《おんさ》に響き合って自然と私の元へやってきてくれる素晴らしいご縁。

宇宙から贈られるギフトひとつひとつを大切に味わっていきたいと思います。

おわりに

さて、本書をお読みになってみていかがでしたか？「瞑想なんて怪しい」と思っていた方は、少しはイメージが変わりましたでしょうか。

瞑想は、体力を消費する運動とも違い、リラックスしているだけで様々な恩恵にあずかれると言っても過言ではありません。一見すると時間の浪費と捉えられるかもしれませんが、瞑想によって得られる成果を考えると、投資対効果は非常に高いものです。非常に実用的なものとして日常に取り入れてきましたので、瞑想をすることの旨《うま》みが皆さんに伝わって、気軽にはじめていただければ幸いです。

２００６年から提供しはじめた6時間の「原初音瞑想講座」（全3回）ですが、東京での受講が難しい方のために、オンライン版の講座を新たにご用意いたしました。

遠方にお住まいでなかなか東京までいらっしゃれない方、土日にお仕事をされていたり、お忙しくて瞑想講座の受講スケジュールを組むことができない方に適しています。

原初音瞑想講座「オンライン版」は、全3回の講座のうち第1回と第3回目の講義部分を映像化し、第2回目で行うマントラ授与については、お一人ずつ録音してCDに焼いてお送りしますので、お好きなペースで受講できるようになっています。社内研修用のeラーニング教材として企業でもご活用いただけ、オンライン版であれば全3回を合計3時間で修了することができ、1年間の受講期間中、何度でも繰り返し視聴することができます（詳細は www.bodymindspirit.co.jp を、または「ボディ・マインド・スピリット」で検索し、ホームページをご参照ください）。

おわりに、本書の発案・企画から編集までご担当くださったフォレスト出版の杉浦さん、原初音瞑想を実践されてきた体験談をお寄せくださった仲手川啓さん、寺島さん、佐藤挙さん、セットユウイチ（瀬戸山裕一）さん、Roy Aizawa（Beat Crew）

さん、井上和俊さん、小倉侑子さん、井上美香さん、葛城明子さん、林美穂さん、Rioさん、神田亜紀さん（順不同）、そして原初音瞑想講座を受講されて以来、つながり続けてくださっている修了生の皆さんに、心より感謝を申し上げます。

２０１５年９月

渡邊愛子

【著者プロフィール】
渡邊愛子　Aiko Watanabe

株式会社ボディ・マインド・スピリット　代表取締役
1970年東京生まれ。大学卒業後、外資系ソフトウェア開発会社にエグゼクティブ・セクレタリーとして入社。1年後、プロジェクトマネージャーとしてマイクロソフトやアップル社とのOEMビジネスの窓口を担当し、さらに1年後には製品担当者、2年後には販促も手がける製品マーケティング・マネージャーに。アメリカのインターネット配信システムを日本語化してNTTや大手流通会社とのビジネス連携に成功。

インターネットセキュリティ会社のトレンドマイクロの社長夫妻との出会いを契機に、同社内にウェブ・マーケティングを導入するプロデューサーとして転職。ウェブ制作チームが急ピッチで増えていき、入社1年目には課長、2年目には部長代行となる。3年目には社内のあらゆる業務設計からシステム構築までを手がける20名規模のビジネスプロセス部ディレクターに就任。7年間で50～60のシステムをリリース。最後は海外26拠点で利用するCRM（顧客管理）システム導入のプロジェクトを率いて、世界中をまわる。

在職中、アメリカ西海岸への出張でサンディエゴにあるチョプラセンターを訪れたことから瞑想に出会い、世界的統合医療の第一人者であり、ハリウッドセレブや政財界の大物のメンターでもあるディーパック・チョプラ博士との交流が始まる。

「真の健康を伝えたい」という思いから、2006年に株式会社ボディ・マインド・スピリットを設立。都内で各種セラピーを提供するサロンを運営しながら、チョプラ博士の日本窓口をつとめ、来日セミナーの主催（2007年、2009年、2014年）のほか、書籍翻訳や監修、映画字幕翻訳や監修を行う。

また、日本初のチョプラセンター認定瞑想ティーチャーとして2006年より「原初音瞑想講座」を提供。定員6名の少人数クラスに全国から受講者が訪れ、受講者数は1000名を超える。2015年春、原初音瞑想講座「オンライン版」を開講。

『あなたが「宇宙のパワー」を手に入れる瞬間』（大和出版）、『富と成功をもたらす7つの法則』（角川文庫）、『宇宙のパワーと自由にアクセスする方法』（フォレスト出版）などのチョプラ博士の著書の翻訳を手がける。監訳者として、『チョプラ博士のリーダーシップ7つの法則』（大和出版）、『LOVE ～チョプラ博士の愛の教科書』（中央公論新社）に、字幕監修として「ディーパック・チョプラ プレミアムDVD-BOX〈「富と成功をもたらす7つの法則」「内なる神を知る～奇跡に満ちた魂の旅へ～」〉」（TSUTAYA ビジネスカレッジ）、字幕翻訳作品に映画「ファインディング・ジョー　英雄の法則」、チョプラ博士のDVD教材「ソウル・オブ・リーダーシップ」（フォレスト出版）がある。


www.bodymindspirit.co.jp

装丁／井上新八
本文デザイン／松好那名（matt's works）
DTP／山口良二

世界のエリートはなぜ瞑想をするのか

2015年10月 4 日	初版発行
2015年11月19日	4刷発行

著　者　渡邊愛子
発行者　太田　宏
発行所　フォレスト出版株式会社
　　　　〒162-0824 東京都新宿区揚場町 2-18　白宝ビル5F
　　　　電話　03 - 5229 - 5750（営業）
　　　　　　　03 - 5229 - 5757（編集）
　　　　URL　http://www.forestpub.co.jp

印刷・製本　中央精版印刷株式会社

ⒸAiko Watanabe 2015
ISBN978-4-89451-685-4　Printed in Japan
乱丁・落丁本はお取り替えいたします。